HISTOIRE D'UNE IDÉE

L'œuvre de Metchnikoff

Par

A. BESREDKA

Professeur à l'Institut Pasteur

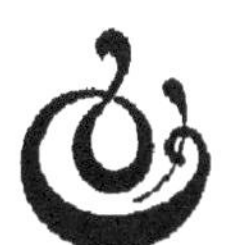

MASSON & Cie   Éditeurs, PARIS

Histoire d'une idée

L'ŒUVRE DE METCHNIKOFF

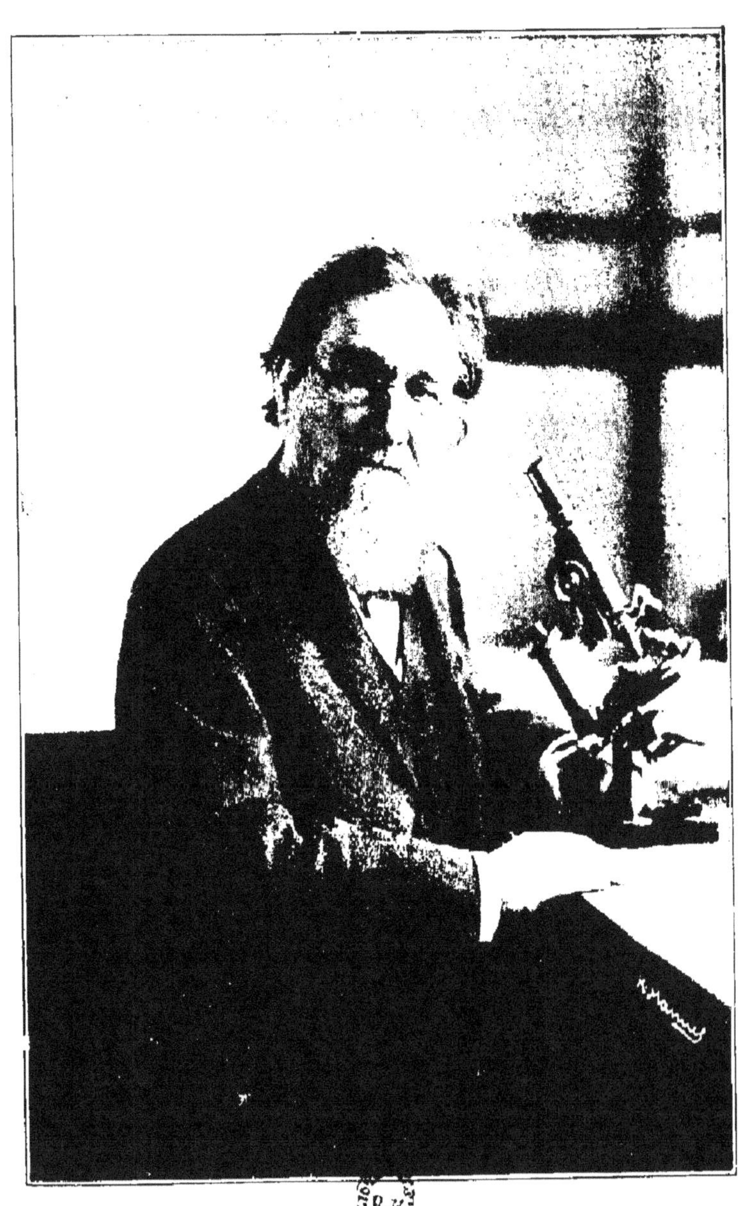

ÉLIE METCHNIKOFF

16 mai 1845 — 15 juillet 1916

Histoire d'une idée

L'ŒUVRE DE E. METCHNIKOFF

Embryogénie. Inflammation. Immunité. Sénescence.
Pathologie. Philosophie.

PAR

A. BESREDKA

Professeur à l'Institut Pasteur

PARIS

MASSON & C⁽ᵉ⁾, ÉDITEURS
LIBRAIRES DE L'ACADÉMIE DE MÉDECINE
120, Boulevard Saint-Germain

1921

A MADAME O. METCHNIKOFF

HOMMAGE DE PROFONDE ESTIME

ET DE RESPECTUEUSE AFFECTION

AVANT-PROPOS

La grande cloche de l'hôpital militaire de Bar-le-Duc
sonne midi.

Une cinquantaine de médecins de tout grade et de
tout âge s'engouffrent dans le vaste baraquement qui
sert de popote aux officiers.

Une cordialité exempte de toute contrainte unit ces
praticiens mobilisés, jeunes et vieux, accourus de tous
les points de la France, heureux d'être à la peine et de
se sentir les coudes.

Des groupes se forment. On commente les événe-
ments du jour avec une chaleur et un franc-parler
inconnus des réunions médicales du temps de paix.

Un camarade apporte de la ville la nouvelle de la
mort de Metchnikoff. Aussitôt toutes les conversations
s'arrêtent. Il n'est plus question du communiqué, ni
des grands blessés arrivés cette nuit; on ne savoure
plus « la dernière » du médecin chef. C'est Metchnikoff qui s'empare de toute l'assistance; c'est sa per-
sonnalité, son œuvre, qui sont maintenant sur toutes

1

les lèvres. Je passe d'un groupe à l'autre : j'écoute parler mes camarades.

Ceux qui avaient eu l'occasion d'approcher Metchnikoff rappellent sa figure originale, attirant déjà la légende, devenue parmi les plus populaires de Paris : sa démarche pesante, toute d'un bloc, en roulis, donnant l'impression de volonté et de vigueur ; ses yeux abrités derrière les lunettes, pétillants de malice et de bonté ; sa simplicité, son abord invariablement accueillant.

D'autres vantent son érudition et sa mémoire prodigieuse qui faisaient de Metchnikoff une bibliographie vivante, d'autant plus agréable à consulter que l'on avait l'air, en le faisant, de l'obliger.

D'aucuns font ressortir son talent de professeur exerçant sur l'auditoire une emprise à laquelle nul n'échappait : l'ardeur juvénile qu'il apportait aux discussions dans les Académies et surtout dans les Congrès internationaux, son tempérament fougueux que redoutaient tant ses contradicteurs.

Ceux qui n'avaient pas connu Metchnikoff personnellement soulignent ses mérites de savant. On cite ses expériences sur le choléra asiatique, sa campagne contre les microbes « sauvages » du tube digestif, sa conception sur le rôle du gros intestin, surtout dans ses rapports avec la vieillesse. On passe ensuite à la bactériothérapie, et dès que l'on aborde le chapitre du « lait caillé », la discussion s'anime au point que l'on a l'impression que c'est là le nœud de l'œuvre du grand biologiste.

Quelqu'un fait remarquer que Metchnikoff possède à son actif aussi la phagocytose : cette remarque trouve à peine d'écho dans l'assistance. La phagocytose n'avait-elle pas été battue en brèche il y a longtemps déjà par les savants d'outre-Rhin ? Ne fut-elle pas une faute de jeunesse que Metchnikoff avait d'ailleurs largement rachetée depuis par ses belles découvertes ? Voilà ce que l'on put lire dans les yeux de mes collègues. Dès ce moment je résolus d'exposer l'œuvre de Metchnikoff, certains médecins paraissant encore ignorer son ampleur et sa portée : de là ce volume.

L'avantage d'avoir été son élève et son collaborateur, le confident et le témoin de ses pensées intimes pendant les vingt dernières années de sa vie, me vaut le privilège d'assumer l'honneur et la tâche de rédiger ce petit ouvrage.

INTRODUCTION

L'œuvre d'Élie Metchnikoff, remarquable par le nombre et la variété de faits nouveaux qu'elle révéla, ne l'est pas moins par son unité.

Si paradoxal que cela puisse paraître, la diversité de l'œuvre de Metchnikoff n'est qu'apparente. Son cerveau puissant d'où jaillissaient avec l'impétuosité d'un torrent des idées originales, des rapprochements inattendus, des conceptions généralisatrices, n'a suivi, en réalité, continuellement qu'une idée, mais combien profonde et fertile !

Cette idée directrice de Metchnikoff est que les éléments morphologiques se développent dans tout le règne animal selon un plan unique. De là dériva — nous allons voir comment — sa conception de la digestion intracellulaire qui anime toute son œuvre immense. C'est cette idée de digestion, née en embryologie comparée, qui créa les doctrines de l'Inflammation, de l'Immunité et de la Dégénérescence sénile. C'est encore elle qui l'a conduit à sa Philosophie optimiste, si originale et si captivante.

Comment ces différentes doctrines s'égrènent-elles, dans un ordre si harmonieux, sur l'idée principale ? Quelles sont les ramifications de celle-ci en Embryologie, en Anatomie comparée et pathologique, en Pathologie générale, enfin, en Médecine proprement dite ?

C'est ce que nous tâcherons de montrer dans les chapitres qui suivent.

Rappelons brièvement les débuts de Metchnikoff. Ayant ressenti tout jeune un goût vif pour la recherche, il décide de faire des études médicales ; mais, déconseillé par ses proches, en particulier par sa mère qui redoutait son extrême sensibilité, il entre à la Faculté des Sciences.

Pour être entravé le moins longtemps possible par la préparation fastidieuse des examens, il brûle rapidement les étapes universitaires.

Bachelier à 17 ans, il obtient, deux ans après, le grade de « candidat ès sciences naturelles », qui équivaut à celui de bilicencié ès sciences physiques et naturelles et que l'on octroie en Russie après, au moins, quatre ans d'études.

A 21 ans, Metchnikoff passe avec succès l'examen de « magister en zoologie » et soutient sa thèse sur l'Histoire du développement de *Sepiola*, faite à Naples. De suite, il est nommé privat-docent à la Faculté des Sciences d'Odessa.

A 23 ans, alors que ses anciens condisciples venaient

à peine de quitter les bancs de l'Université, Metchnikoff passe brillamment sa thèse de « doctorat en zoologie » sur l'Histoire du développement de *Nebalia*.

Ce fut la dernière formalité devant précéder sa nomination au titre de professeur, surtout précieux parce qu'il lui donnait un laboratoire personnel.

Dès ce moment, Metchnikoff, délivré du souci des examens, a les coudées franches pour s'adonner exclusivement aux recherches. Il part aussitôt pour Naples, où il s'installe et où il entreprend des travaux sur le développement des *Echinodermes* et des *Coelentérés*.

Sa notoriété grandit rapidement, si bien qu'à son retour en Russie, le conseil de la Faculté des Sciences n'hésite pas à lui confier, alors qu'il était à peine âgé de 25 ans, la chaire de zoologie à l'Université d'Odessa.

Nous ne nous étendrons pas sur les recherches faites dans les premières années de sa carrière de zoologiste, soit à Giessen au laboratoire de Leuckart, soit à Naples. Ne possédant pas la compétence nécessaire, nous laissons ce soin à de plus qualifiés que nous. Retenons seulement que c'est à cette période de début que remontent ses mémorables recherches sur le développement des *Echinodermes*, qui ont orienté toute son activité ultérieure.

Comme nous l'avons vu, Metchnikoff fut un précoce en science. Tout en préparant fébrilement ses examens et ses thèses, pour en finir vite avec les exigences universitaires, il trouve moyen de consacrer la plus grande partie de ses journées au laboratoire. A 18 ans, il fait paraître un travail sur la contractilité de la tige des

Vorticelles. A 20 ans, il se préoccupe déjà de savoir si, en s'aidant de l'histoire du développement des animaux, on n'arriverait pas à établir la communauté de leur origine, malgré la si grande diversité de leurs formes. Il arrête tout un programme de recherches dans cet ordre d'idées. Pendant vingt années consécutives, il le poursuit inlassablement : l'ensemble de ces recherches devient la base d'une branche toute nouvelle de biologie : l'embryologie comparée.

EMBRYOGÉNIE

Idées évolutionnistes en embryologie. — Lois des feuillets embryonnaires.
— Son extension aux Invertébrés : Céphalopodes ; Insectes ; Scorpions.
— Cavité centrale des animaux. — Unité d'origine des animaux avec
ou sans cœlome. — Théorie de la gastrula. — Parenchymula ou phagocytella de Metchnikoff. — Histoire du Géodesme. — Mode de digestion
de la parenchymula. — Origine de la digestion intracellulaire. — Exemples de cette digestion chez les Turbellariés et les Polypes. — Rôle des
cellules migratrices. — Origine du feuillet mésodermique. — Fonction
digestive des cellules mésodermiques : ses manifestations diverses. —
Bipinnaire et ses moyens de défense contre le traumatisme. — Daphnie
et ses moyens de défense contre l'infection. — Rôle des cellules ami-
biennes dans la métamorphose, dans la dégénérescence sénile. — Objections et polémiques.

Pour comprendre l'élan scientifique que Metchnikoff
prit dès le début de sa carrière, il faut se reporter par
la pensée à l'époque où a éclos le jeune savant.

On traversait, en biologie, la période d'enthousiasme
suscitée par la théorie évolutionniste. Les biologistes
ne juraient que par elle, et toute leur activité conver-
geait vers un but : découvrir des faits susceptibles de
consolider la théorie de Darwin. Nombre de zoologistes
étaient hantés par l'idée de dresser sans tarder un
arbre généalogique des animaux. D'autres estimaient
que, avant de se livrer à ce travail un peu hasardeux,
il fallait accumuler des faits tirés des études d'embryo-

logie. Metchnikoff fut de ceux qui fondaient les plus grandes espérances sur les documents vivants. fournis par l'étude du développement des animaux. Il y voyait la seule voie permettant d'établir. d'une manière sûre, les rapports génétiques qui existent entre les êtres vivants. Aussi. s'inspirant de ses idées, la plupart des zoologistes de l'époque. surtout en Russie. sont-ils devenus embryologistes.

Grâce aux recherches classiques de Wolff. Pander. v. Baer et d'autres. l'embryologie avait fait des acquisitions précieuses en ce qui concerne les animaux supérieurs. Ces savants avaient établi des lois qui. chez le poulet et les mammifères, président à la formation des organes. Ils montrèrent que. chez l'embryon. l'apparition des organes était précédée d'une répartition spéciale des cellules. Ces dernières se disposaient en trois couches superposées — supérieure, moyenne et inférieure. dites feuillets embryonnaires. Chacun des trois feuillets donnait naissance à un organe ou à un groupe d'organes déterminés. Ainsi. le feuillet embryonnaire supérieur donne naissance au système nerveux et à la peau ; le feuillet moyen préside à la confection du squelette. de la charpente musculaire et conjonctive. ainsi qu'à la formation du cœur et des vaisseaux ; le feuillet inférieur est celui dont naît l'épithélium du tube digestif.

Cette loi, qui régit le développement des organes chez les oiseaux et les mammifères. est-elle générale et s'applique-t-elle à tout le règne animal ? Les Invertébrés. en particulier. dont on connaît la diversité innombrable de formes, lui obéissent-ils également ?

C'est à la solution de ce problème dont il sentait toute l'importance que s'attacha le jeune Metchnikoff. Son ami Kovalevsky orienta également ses recherches dans la même voie.

On se rend compte combien ce problème devait être ardu, vu la variabilité presque infinie des aspects morphologiques chez les Invertébrés. Il fallait beaucoup de flair, beaucoup de perspicacité pour se reconnaitre au milieu des types embryonnaires divers, pour les ramener ensuite à un seul type, déjà connu. Stimulé par la grandeur de sa tâche, Metchnikoff a fini par surmonter successivement toutes les difficultés et par s'en tirer avec honneur.

En s'appuyant sur des exemples tirés de différents types animaux, il a montré que les êtres placés au bas de l'échelle zoologique sont assujettis aux mêmes lois de développement que les Vertébrés et que, à l'orée de la vie, ils possèdent les mêmes feuillets embryonnaires, lesquels sont pourvus des mêmes caractères que chez les Vertébrés.

Chez les Céphalopodes, Metchnikoff put démontrer l'existence de feuillets comparables à ceux des Vertébrés.

Chez les Insectes, il constata des feuillets aboutissant à la formation de membranes équivalentes à l'amnios et à la séreuse des Vertébrés.

Chez le *Balanoglossus*, animal vermiforme si curieux, qui paraissait isolé dans le règne animal, Metchnikoff fit ressortir une parenté insoupçonnée avec les Echinodermes : il a découvert que le *Balanoglossus* avait pour larve la *Tornaria* regardée jusque-là comme une larve d'étoile de mer.

D'ailleurs, dès ses premières recherches d'embryologie comparée, Metchnikoff, guidé par son flair exceptionnel, s'adressa à l'embryon du scorpion et vit de suite ce qu'il avait entrevu par la pensée. Tout comme chez les oiseaux et les mammifères, le scorpion se trouve en possession de trois feuillets embryonnaires : le feuillet supérieur donnant naissance à la peau et au système nerveux ; le feuillet moyen se divisant, chez le scorpion comme chez les Vertébrés, en segments primitifs pairs, disposés les uns derrière les autres en une double rangée ; le feuillet inférieur se transformant en parois du canal intestinal.

Un grand problème d'embryologie et de morphologie générale se trouva de la sorte brillamment résolu.

Le problème relatif aux feuillets embryonnaires était étroitement lié à un autre, non moins important, ayant trait à la cavité centrale des animaux.

Ici aussi ce fut la question de l'unité dans le règne animal qui se trouva en jeu.

Si la cavité en question est un attribut propre à l'immense majorité des animaux, il en existe cependant qui en sont dépourvus — telles les Éponges, les Polypes, les Méduses. Va-t-il donc falloir admettre une dualité d'origine : une pour les êtres multicellulaires supérieurs et une autre origine pour les métazoaires inférieurs ?

Avec cet esprit hardi et généralisateur de biologiste, qui caractérisait Metchnikoff, il se demanda si l'on ne saurait déceler, chez les animaux inférieurs, des éléments équivalents à ceux qui, chez les animaux supérieurs, donnent naissance à la cavité centrale ?

Rappelons que peu de temps auparavant, Kovalevsky avait montré que, chez certains animaux (Amphioxus, Brachiopodes), la cavité en question apparaissait d'abord sous forme de sac qui était une sorte de diverticulum de la cavité digestive primitive, et qui s'en détachait dans la suite.

Ce fut pour Metchnikoff une indication précieuse, mais ce ne fut pas encore la solution du problème qui le préoccupait, à savoir, si — oui ou non — il existe des liens génétiques entre les animaux avec cavité et ceux qui en manquent.

Metchnikoff s'adresse à des Echinodermes, animaux pourvus de cœlome. Comme témoins, il choisit des Méduses et des Cténophores, animaux qui en sont dépourvus : chez les uns et les autres, il étudie le développement pas à pas.

On s'imagine facilement la joie de Metchnikoff le jour où il reconnut que l'unité d'origine qu'il avait pressentie n'était pas une simple vue de l'esprit ; le jour où il constata, notamment, que les sacs se détachant, chez les animaux cœlomiques, du canal digestif et constituant l'origine de la cavité, sont en tous points pareils aux sacs ou aux canaux du canal digestif des Méduses et des Cténophores, c'est-à-dire, d'animaux acœlomiques.

Jusqu'ici nous voyons Metchnikoff absorbé par des questions de biologie générale. Aucune idée de pathologie ne hante son cerveau. Puis, à un moment donné, on assiste à un revirement en apparence inexplicable. Le zoologiste, qui ne se complaît que dans l'étude des êtres inférieurs, a l'air de s'en désintéresser totalement, à tel point même qu'il n'y revient plus. Avec la passion qu'on lui connaît, il s'adonne aux problèmes de pathologie animale d'abord, humaine plus tard.

Que se passa-t-il dans ce cerveau cependant si admirablement discipliné? Par suite de quelle évolution, l'embryologiste des Cœlentérés et des Echinodermes devient-il le créateur de la doctrine de l'Inflammation, de l'Immunité, de la Sénescence et de la Philosophie optimiste?

Attachons-nous aux pas de Metchnikoff, sans le lâcher dans son œuvre de biologiste. Nous verrons de suite que ce qui paraît de prime abord un saut fantasque de la pensée, n'est en réalité que la poursuite implacable d'une idée, toujours la même, sans qu'il y ait à aucun moment une solution de continuité.

En creusant toujours la question relative à l'origine des fonctions digestives, Metchnikoff se heurta un jour à la théorie de la gastrula de Haeckel. C'était, à l'époque, la théorie universellement acceptée par les évolutionnistes.

On sait que, d'après Haeckel, tous les animaux pluricellulaires provenaient d'une forme primitive, unique, simplement organisée, ayant l'aspect d'un calice à double paroi. Cette forme embryonnaire, ancestrale

— la Gastrula — fut, en effet, observée chez un grand nombre d'animaux d'espèces différentes.

Au cours de ses recherches sur le développement des Polypes hydroïdes et des Méduses, Metchnikoff s'aperçut que, dans bien des cas, la forme larvaire n'avait pas du tout l'aspect de gastrula, mais une forme beaucoup plus simple, plus primitive. Celle-ci n'avait pas de cavité digestive, et l'aspect gastréiforme n'apparaissait que plus tardivement : au début, ce n'était qu'une masse compacte de cellules.

Le fait que cette forme primitive parenchymateuse était rencontrée chez des êtres multicellulaires aussi simplement organisés que les Hydroïdes et les Méduses ajoutait encore plus à son caractère ancestral.

La théorie de Haeckel a dû battre en retraite : la « Parenchymula », ou la « Phagocytella » de Metchnikoff, mieux que la « Gastrula » répondait à l'ensemble des faits connus.

Voici quelle fut l'origine de cette belle découverte qui a eu des conséquences innombrables. Un jour, à Giessen, Metchnikoff découvrit une *Planaire terrestre, Geodesmus bilineatus*, dont l'intestin se présente sous la forme non d'un tube, mais d'une masse parenchymateuse de cellules pleines d'aliments à demi digérés. C'était là un petit fait, comme on en trouve à foison dans les travaux des zoologistes. Découvert par un autre, il fût peut-être resté ce qu'il semblait être : une observation isolée de médiocre intérêt. Pour l'esprit pénétrant de Metchnikoff, ce fut une donnée hautement suggestive qui orienta sa vie scientifique. Il reconnut

d'abord le caractère primitif de cette disposition exceptionnelle. Il la chercha ailleurs. Il la retrouva chez les
embryons d'Hydraires, de Siphonophores et d'autres
Craspédotes (Hydroméduses). Il en conclut que la disposition originelle de l'appareil digestif n'est pas une
cavité en cæcum, mais un parenchyme massif. Telle
fut la conclusion morphologique et phylogénétique de
son observation sur le Géodesme.

Si la forme primitive des êtres vivants est représentée par une masse parenchymateuse, il faut en toute
logique, s'est dit Metchnikoff, que ses cellules assument, tant que la cavité digestive n'est pas formée, les
fonctions de cette dernière. Il faut que cet organisme
parenchymateux soit à même de recevoir des aliments
et de les digérer. Il faut même, s'est dit Metchnikoff,
que ces cellules parenchymateuses puissent, à l'instar
de leurs aînés, Polypes et Méduses adultes, digérer non
seulement des aliments liquides absorbés par endosmose, mais encore des aliments solides, par exemple,
des organismes microscopiques qui pullulent si nombreux dans l'eau de mer.

Pour ce qui concerne la digestion des particules solides, on la conçoit aisément, lorsqu'il s'agit de la Gastrula qui est munie d'une cavité sécrétant les sucs
nécessaires à la digestion : les aliments attaqués par ces
sucs sont dissous, puis absorbés. Mais la Parenchymula
qui n'a ni cavité, ni sucs, comment s'y prendrait-elle
pour venir à bout des aliments solides ?

C'est bien simple, répond Metchnikoff, instruit déjà

par ce qu'il avait vu auparavant chez les amibes : à défaut de cavité et de sucs, tout le processus se passe à l'intérieur des cellules. Ce sont les cellules du parenchyme elles-mêmes qui se chargent à la fois de happer les aliments et de leur faire subir une digestion dans leur intérieur.

Voilà comment est née l'idée de la digestion intracellulaire, processus physiologique totalement inconnu jusqu'alors.

Metchnikoff n'a eu aucune peine à montrer que cette digestion intracellulaire n'est pas une idée en l'air, mais qu'elle existe réellement, qu'elle existe non seulement chez les Protozoaires, mais encore chez nombre de Métazoaires.

Pour ne citer qu'un exemple, rappelons que certains vers ciliés (Turbellariés) qui n'ont pas de cœlome, mettent en œuvre, pour digérer des aliments solides, leurs cellules parenchymateuses. Dès que les Turbellariés trouvent à leur portée un petit crustacé ou un vermicule, leurs cellules se mettent en devoir de les attirer, de les englober, de les digérer. On connaît même des organismes, tels les Polypes, qui sont pourvus bel et bien d'une cavité digestive, qui n'en recourent pas moins à la digestion intracellulaire.

Il paraît superflu d'insister sur l'importance de cette découverte, au point de vue de la physiologie générale. Aux embryologistes aussi elle a ouvert un horizon nouveau, en montrant que la forme primitive des animaux, même supérieurement organisés, ne doit pas être nécessairement pourvue d'une cavité digestive, et que rien n'empêche de concevoir une forme ancestrale privée de cet appareil de luxe et, se contentant, pour les besoins de son alimentation, des propriétés digestives de ses cellules parenchymateuses.

En poursuivant ses recherches, Metchnikoff a trouvé que la fonction digestive n'appartient pas seulement aux cellules fixes du tube digestif, ou du parenchyme, mais qu'elle appartient aussi à une catégorie de cellules mobiles, douées de mouvements amœboïdes, situées en dehors de l'appareil digestif. Ainsi, chez les Éponges, il a vu des cellules mobiles, ou migratrices, s'insinuer entre les cellules digestives et s'emparer de particules alimentaires solides, rencontrées dans la cavité centrale. Cet englobement est suivi d'une véritable digestion à l'intérieur de ces cellules migratrices.

Par des études très étendues, Metchnikoff est arrivé à établir que le feuillet mésodermique dont relèvent ces cellules migratrices, tire son origine de l'entoderme. On s'expliquait dès lors que les cellules mésodermiques gardaient de leur origine première la faculté d'englober et de digérer. C'est en étudiant ainsi l'origine des organes digestifs chez divers animaux, que Metchnikoff fut frappé de ce fait que l'organisme possède des éléments ne participant pas à la digestion des aliments et pourtant capables de digérer des corps étrangers.

Avec cette hardiesse de pensée, qui lui était propre, il se posa aussitôt la question suivante : à quoi peut bien servir la faculté d'englober et de digérer des particules solides aux cellules du mésoderme, généralement enfonies profondément dans l'organisme. séparées du monde extérieur par l'ectoderme, d'une part, et séparées d'autre part par l'entoderme des cavités intérieures où pénètrent des aliments.

Le jour où Metchnikoff se posa cette question, fut un grand jour dans sa vie de savant : il décida de toute sa carrière scientifique.

Rappelons brièvement que c'est en étendant ses observations à des Vertébrés, en examinant, entre autres, des grenouilles en voie de transformation, que Metchnikoff acquit la certitude que les cellules amœboïdes participent largement à des processus d'atrophie, en raison de leur faculté digestive. Ce sont ces cellules amœboïdes, errantes, qui s'emparent des particules de la queue du têtard, des fragments des muscles en voie de désagrégation. Ceux-ci, après avoir été englobés, perdent peu à peu leur structure, diminuent de volume, puis finissent par disparaître complètement. Le même sort est réservé aux éléments du système nerveux, de l'appareil vasculaire, etc. Tous ces éléments sont résorbés par les cellules mésodermiques errantes qui s'en nourrissent.

Par la vertu digestive de ces cellules amœboïdes, ou « Phagocytes », l'organisme se trouve débarrassé des organes larvaires inutiles, susceptibles, le cas échéant, de devenir nuisibles.

Ce sont les mêmes cellules que nous venons de voir intervenir dans la métamorphose, qui débarrassent également l'organisme des épanchements sanguins et autres, ou des tissus altérés à la suite des traumatismes.

Ces cellules errantes, ces phagocytes, ne sauraient-ils dès lors agir de même vis-à-vis des parasites nuisibles ?

Ne sauraient-ils, enfin, se comporter de même vis-à-vis des microbes pathogènes qu'ils engloberaient, tueraient, puis digéreraient ?

C'est avec cette ampleur toujours croissante que se déroulait l'idée première de Metchnikoff, dont le point de départ avait été la digestion des particules solides à l'intérieur des cellules.

Au moment où ces problèmes germaient et se pressaient dans le cerveau de Metchnikoff, la pathologie venait d'être rénovée par les découvertes de Pasteur. Tout ce qui touchait à la lutte de l'organisme contre les maladies infectieuses passionnait le public médical. La théorie phagocytaire n'aurait pu choisir un moment plus propice pour son apparition.

Cependant, si séduisant que parût l'idée d'étendre le rôle des cellules mésodermiques à la pathologie, Metchnikoff comprit que, dans une question de cette importance, il n'était pas permis de tabler seulement sur des analogies. Il fallait des faits, il fallait des preuves directes.

S'adresser à un animal pourvu de cellules migratrices, ou globules blancs, l'infecter au moyen d'un microbe pathogène, puis surveiller les globules et la manière dont ils s'acquittent de leur rôle de phagocytes ? Il ne fallait pas y songer. Même à l'heure actuelle, forts que nous sommes de 25 ans de recherches sur l'immunité, nous considérons le problème ainsi posé comme difficile à résoudre.

Metchnikoff, en qui veillait toujours le zoologiste, tourna la difficulté en s'adressant à des animaux de constitution simple et de faibles dimensions. Il s'est dit que, si l'idée qu'il se faisait du rôle des phagocytes était juste, elle ne manquerait point de se montrer telle sur toute l'échelle du règne animal. Il a eu l'ingénieuse idée de choisir des animaux transparents, ce qui lui a permis de suivre le travail des phagocytes directement, à la loupe ou au microscope.

Metchnikoff prend une larve flottante d'étoile de mer — une Bipinnaire — qui joint à l'exiguïté de ses dimensions la transparence de l'eau de roche. Délicatement, il lui enfonce dans le corps une écharde, qui est dans l'espèce, un tube de verre effilé. Cela fait, il casse l'effilure à l'extérieur. L'écharde reste dans la cavité de la larve. Elle y constitue un corps étranger.

Que va-t-il se passer ?

Armons-nous d'une loupe. La transparence de la larve blessée est telle que rien ne saurait nous échapper : on y voit comme dans une maison de verre.

En effet, à peine quelques minutes se sont-elles écoulées depuis la blessure, que l'on remarque une agitation inusitée parmi les cellules amœboïdes : tout à l'heure réparties uniformément dans la cavité de la larve, ces cellules se mettent en rangs serrés ; puis, comme si elles avaient flairé à distance le corps étranger, elles se lancent à l'assaut, entourent le corps de tous côtés, en formant une enceinte de couches superposées de leucocytes.

Le corps étranger étant en verre, les sucs digestifs des cellules n'ont aucune prise sur lui. Elles se contentent, en l'isolant, de le mettre hors d'état de nuire aux fonctions normales de l'animal.

Nous voyons donc que, à la suite d'une lésion traumatique, il y a, d'abord, un afflux en masse des éléments amœboïdes au niveau de la lésion, puis un encerclement de l'agent du traumatisme par tout un mur isolant, composé de ces éléments.

À la vue de ces phénomènes, l'idée devait naturellement venir à l'esprit que ces éléments amœboïdes, ces cellules migratrices, constituent une sorte de rempart pour la défense de l'organisme contre le trouble apporté du dehors. De là il n'y avait qu'un pas à faire pour admettre, d'une manière plus générale, que l'afflux et l'accumulation des cellules migratrices au voisinage de la lésion est une réaction de l'organisme contre les agents étrangers, et que la maladie n'est qu'une lutte entre ces agents et les cellules mobiles.

En suivant toujours la même idée, on se trouvait insensiblement amené à considérer l'issue heureuse de la lutte, livrée par les cellules mobiles, comme un indice de l'immunité de l'organisme.

Cette série de déductions suggérées par l'observation de la Bipinnaire blessée, a pu se vérifier sur la Daphnie, petit animal d'eau douce, vulgairement connu sous le nom de « puce d'eau ».

Étant un jour en visite chez son ami Kovalevsky, Metchnikoff remarqua dans l'aquarium du laboratoire des Daphnies qui n'avaient pas leur aspect normal : elles étaient troubles, au lieu d'être translucides. En les examinant, il vit que ces Daphnies étaient envahies par des spores d'un champignon (*Monospora bicuspidata*). Cette maladie a pu être ensuite reproduite expérimentalement par infection digestive.

Les spores de *Monospora* qui se présentent sous forme d'aiguilles, traversent les parois du canal digestif et pénètrent dans la cavité de la Daphnie. Arrivées dans cette cavité, elles y rencontrent les globules blancs qui y circulent en grand nombre.

Comme tout à l'heure chez la Bipinnaire, aussitôt après l'inoculation, on assiste à une sorte de conciliabule chimiotactique des leucocytes. Un assaut général de ces derniers le suit d'ailleurs de très près. En peu de temps, les spores du champignon se voient entourées de tous côtés, comme le fut l'écharde chez la larve de l'étoile de mer.

Mais là ne s'arrêtent pas les hostilités. Les spores du *Monospora* étant autrement comestibles qu'une écharde en verre, les leucocytes, après les avoir englobées, se mettent en devoir de les dévorer et de les digérer. Au bout de peu de temps, toutes les spores se trouvent englouties à l'intérieur de leucocytes, sans laisser subsister la moindre trace de leur passage.

Le champ de bataille est rendu net : la daphnie n'a même pas à s'occuper des cadavres de ses ennemis.

La lutte, il faut l'ajouter, ne prend pas toujours une

tournure aussi heureuse. L'issue de la bataille dépend du nombre de combattants de part et d'autre. Si la quantité de spores dépasse notablement celle des leucocytes, les chances de la victoire pour la daphnie deviennent précaires. Il suffit que quelques spores échappent à l'action des phagocytes pour qu'elles se mettent à germer et qu'elles se transforment en champignons. A mesure que leur nombre augmente, ceux-ci donnent naissance à une infection généralisée à laquelle l'animal finit par succomber.

Grâce à la transparence de la Daphnie, toutes les phases de la lutte peuvent être suivies au microscope avec la plus parfaite netteté.

L'ensemble de ces faits, observés sur la larve de l'étoile de mer, d'un côté, et de l'autre côté, sur la Daphnie, a conduit Metchnikoff à édifier sa théorie de l'immunité. Ce qui précède permet déjà d'en entrevoir l'orientation générale ; nous y reviendrons en détail.

La conception de Metchnikoff touchant la dégénérescence sénile, que nous exposerons dans un des chapitres suivants, n'est aussi qu'un développement logique de son idée première sur la digestion intracellulaire. Cette dégénérescence, à l'étude de laquelle il avait été déjà préparé par ses recherches antérieures sur la métamorphose chez les Echinodermes et les grenouilles, n'est que la conséquence obligatoire de la fonction phagocytaire.

Afin de remédier à la sénescence prématurée, qui, d'après Metchnikoff, est surtout occasionnée par cer-

taines infections et une flore intestinale défectueuse, il
entreprit l'étude des unes et de l'autre. Il en est sorti
un chapitre tout nouveau de bactériologie, plein de
promesses pour l'avenir. Metchnikoff n'eut le temps
que de poser les premiers jalons dans cette voie nouvelle. Mais les progrès qu'il a réalisés, seul ou avec
ses élèves, sont déjà appréciables. Notons en passant
que, personnellement, il assuma dans ce problème la
partie la plus ingrate et la plus difficile, celle qui
touche à la morphologie de la flore intestinale. Nous
allons y revenir.

C'est la doctrine de l'Inflammation, à l'analyse de
laquelle nous allons passer maintenant, qui constitue, sans contredit, le pivot de l'œuvre de Metchnikoff. On sait avec quelle âpreté ses idées avaient été
attaquées. On sait aussi avec quelle passion elles
furent défendues par Metchnikoff et par ses nombreux
disciples.

Ces polémiques, très correctes de forme, n'offraient
pas toujours la sérénité qui convient aux discussions
scientifiques. Mais comment rester impassible en
face de controverses fondées sur une interprétation
inexacte ou sur des faits le plus souvent mal observés ? En renouvelant les objections, en éternisant les
polémiques, les contradicteurs mettaient parfois à
l'épreuve la patience de Metchnikoff. Aussi lui arri-
vait-il d'avoir la riposte vive, ce qui lui attirait des
inimitiés. Elles étaient d'ailleurs passagères, car les
plus irréductibles de ses adversaires ne pouvaient

s'empêcher d'éprouver un vif sentiment d'admiration pour ce chercheur passionné de la vérité scientifique.

Il n'en est pas moins vrai que, submergé par une avalanche d'objections, accablé par des critiques, Metchnikoff, tout combatif qu'il fût, traversait, par moments, des périodes de découragement. Ce n'est pas qu'il ait douté un seul instant de l'excellence de sa cause : sa certitude d'être dans le vrai fut absolue. Mais, il doutait de la bonne foi des hommes. Fréquemment, au début surtout, il se demandait si son œuvre n'allait pas sombrer momentanément sous le poids de l'opposition.

Et « c'est alors », dit-il dans son discours de Stockholm, prononcé déjà à l'apogée de sa gloire, que « le souvenir des Bipinnaires avec leur écharde entourée de cellules mobiles et des Daphnies avec leurs globules sanguins en train de dévorer les spores piquantes des microbes infectieux, soutenait mon espoir de voir mes idées échapper à la déroute ».

« Telle est », a-t-il hâte d'ajouter, comme pour s'excuser d'avoir évoqué des souvenirs personnels, « la sécurité que présentent les faits contrôlés sur l'organisme vivant ». Ainsi reparaît aussitôt le professeur qui trouve matière à enseignement jusque dans le récit de ses propres peines.

CHAPITRE II

INFLAMMATION

Théorie parenchymateuse de Virchow. Inflammation considérée comme une réaction dangereuse. Théorie de Cohnheim : cause de l'inflammation dans les vaisseaux. Réserves de Ziegler, Recklinghausen et d'autres. — Méthodes des recherches comparatives de Metchnikoff. — Amibes; leur réaction au traumatisme et à l'infection. Paramécie : sa défense contre l'infection. — Myxomycètes; mise en œuvre des propriétés digestives et chimiotactiques. — Éponges; ébauche de spécialisation de l'appareil de la défense. — Hydre : ses phagocytes fixes. — Méduse; différenciation du système de défense. — Bipinnaire ; son mode de réaction aux inoculations. — Vers ; intervention des cellules mésodermiques à l'exclusion du système vasculaire. — Arthropodes, Mollusques, Tuniciens : leur réaction défensive assurée par les globules blancs. — Revue des modes de défense chez les Invertébrés. — Vertébrés inférieurs ; embryons d'Axolotl et de Triton ; leur réaction inflammatoire. — Vertébrés supérieurs ; rôle des leucocytes, de l'endothélium vasculaire. — Diapédèse, sa signification d'après Cohnheim et Metchnikoff. — Conception phagocytaire de l'inflammation.

La pathologie animale est dominée, en grande partie, par le processus complexe qu'est l'inflammation. De tout temps on a cherché, non seulement à l'analyser, mais encore à en pénétrer la signification biologique.

Pendant de longues années, la rougeur était considérée comme une de ses manifestations essentielles. On allait jusqu'à identifier l'inflammation avec l'hypérémie. Le caractère simpliste de cette conception nous dispense d'y insister.

Parmi les théories les plus en vue, deux surtout se disputaient les suffrages des biologistes : la théorie parenchymateuse de Virchow et la théorie vasculaire de Cohnheim-Samuel.

Pour Virchow, l'hypérémie était un phénomène de second ordre. Le phénomène principal résidait dans le trouble de la nutrition cellulaire. Ce trouble provenait du besoin de l'organe enflammé d'attirer vers lui des masses considérables de substance nutritive et d'en absorber après transformation préalable.

Cette nutrition intensive devait s'accomplir aux dépens du sang, de sa partie liquide notamment.

En raison de son caractère aigu, l'inflammation était considérée par Virchow comme une réaction dangereuse pour l'organisme, comme une menace permanente pour la vie et, comme telle, devant être combattue par tous les moyens en notre possession.

Toute différente était la manière de voir de Cohnheim.

Plus solidement appuyée par des faits, elle eut d'emblée beaucoup d'adeptes et ne tarda pas à devenir la théorie officielle de l'inflammation, celle qui fut enseignée à plusieurs générations de médecins.

Rappelons que c'est à Cohnheim que l'on doit une des acquisitions les plus importantes, à savoir que les cellules de l'exsudat inflammatoire proviennent des globules blancs du sang. Cela établi, Cohnheim se rangea à l'avis de Samuel et affirma avec lui que l'inflammation consistait en une lésion moléculaire de la paroi vasculaire.

Altérée par l'agent morbide, cette paroi deviendrait moins résistante ; elle ne saurait retenir les éléments du sang, globules ou plasma, qui passeraient à travers, en se dirigeant vers les points de moindre résistance et donneraient ainsi naissance à la tumeur inflammatoire.

D'après la conception de Cohnheim, le passage du sang du dedans du vaisseau au dehors, est purement passif ; elle n'est sollicitée par rien autre que par la force physique. La cause première de l'inflammation réside donc, d'après cette théorie, dans les vaisseaux. Les phénomènes s'observant en dehors d'eux, soit du côté des tissus environnants, soit du côté de l'appareil vasomoteur, sont d'ordre secondaire.

Cette théorie, dans ses lignes générales, fut adoptée par la majorité, pour ne pas dire la totalité, des savants. Quelques rares dissidents ne pouvaient cependant se résigner à considérer comme secondaires les phénomènes qui se passent au sein des tissus malades ou qui affectent les nerfs vasomoteurs. Ils s'empressèrent, d'ailleurs, de déclarer qu'ils étaient incapables de relier ces différents phénomènes entre eux.

Aussi des anatomo-pathologistes de renom, tels que Ziegler et Recklinghausen, avaient-ils reconnu l'impossibilité de donner une définition exacte de l'inflammation. Il entre dans cette notion, disait Ziegler, toute une série de phénomènes isolés, s'accomplissant en partie dans le système vasculaire, en partie dans les tissus. Faute de pouvoir définir l'inflammation, Ziegler se borna à la description pure et simple des troubles observés.

De même, Recklinghausen se contenta de décrire les lésions anatomiques de l'inflammation, en ajoutant qu'il ne saurait en indiquer le point de départ, le *primum movens*.

En France, Cornil et Ranvier passèrent simplement en revue les diverses altérations accompagnant l'inflammation. Ils ne cherchèrent même pas à en définir la nature, ni à en préciser les rapports. Ils firent seulement remarquer que des modifications analogues pouvaient être causées par des agents physiques ou chimiques.

Voilà où l'on en était de la question de l'Inflammation au moment où Metchnikoff s'y attela.

Devant la complexité du processus, Metchnikoff se demanda si l'on ne pourrait pas sérier les phénomènes qui y participent.

Dans le syndrome inflammatoire, tous les phénomènes sont-ils d'importance égale ? Ne saurait-on établir une sorte de hiérarchie parmi les caractères de l'inflammation ?

En s'adressant à des animaux d'une organisation simple, on pouvait s'attendre à ce que, chez eux, l'inflammation s'accomplît avec le minimum de frais, seuls les éléments strictement indispensables devant être mis en œuvre. C'est ce qui arriva, en effet.

Metchnikoff s'adressa d'abord aux animaux les plus simplement constitués, aux Protozoaires. Il essaya de créer chez eux un processus inflammatoire. De là il passa à des animaux de plus en plus organisés. Echelon par échelon, il monta jusqu'aux Vertébrés supérieurs. Chez tous, il provoquait l'inflammation par différents procédés et en étudiait toutes les phases successives. Grâce à cette façon de procéder, les phénomènes entre lesquels on ne voyait d'abord aucun rapport, et dont l'ensemble échappait à la compréhension, finirent par s'éclairer, jusqu'aux moindres détails, d'une façon éclatante.

Chemin faisant, en poursuivant ses recherches de pathologie comparée, Metchnikoff observa une foule de faits intéressant la biologie générale : maladies infectieuses chez les êtres inférieurs, modalités de réaction dans différentes classes d'animaux et suivant leur degré d'organisation, réactions dans le règne végétal, etc., pour ne citer que quelques exemples. Chaque page de sa *Pathologie comparée de l'Inflammation* renferme des faits et des aperçus, pouvant honorer toute une carrière d'un savant.

Suivons Metchnikoff dans son voyage à travers le règne animal. Dans chaque grande classe, faisons escale pour choisir un ou deux représentants typiques, pour voir comment ceux-ci réagissent soit au traumatisme, soit à l'infection, les deux grandes causes du processus inflammatoire.

Commençons par les êtres monocellulaires.

Prenons une amibe et coupons-la en deux. Le traumatisme infligé à l'amibe est grave. Cependant, dès que l'on retire l'instrument de la plaie, la blessure se cicatrise et, au lieu d'une amibe, on en a deux. Celle qui avait conservé le noyau continue à vivre comme par le passé. L'autre moitié, qui en est frustrée, traîne une existence médiocre pendant quelque temps, puis un jour cesse de vivre.

Lorsqu'un protozoaire renferme un grand nombre de noyaux (*Actinophrys*), on peut le couper impunément en plusieurs morceaux. Après l'opération, chaque morceau se régénère, et pour peu qu'il ait conservé un noyau, il reprend sa vie, comme si rien n'était arrivé. En d'autres termes, le traumatisme qui est suivi toujours d'une réaction inflammatoire chez les animaux supérieurs, provoque chez les organismes monocellulaires une régénération pure et simple et cela très rapidement.

Les choses ne se passent pas aussi simplement, lorsque l'amibe se trouve atteinte d'une maladie infectieuse. Metchnikoff étudia en particulier une maladie due à la *Microsphœra*, petite cellule ronde, munie d'un noyau et d'une membrane. Dans les premiers temps, l'amibe paraît jouir, quoiqu'en proie à l'infection, d'un bon état général. Rien, ni dans son aspect, ni dans ses mouvements, ne révèle un état anormal.

Mais, au fur et à mesure que la *Microsphœra* se multiplie, on s'aperçoit que l'amibe n'est plus la même : ses mouvements se ralentissent, sa digestion s'alourdit. Elle, qui se nourrit de diatomées en temps ordinaire et les digère très aisément malgré leur squelette si coriace, refuse tout aliment. Elle rejette même les diatomées antérieurement avalées. Il arrive un moment où les *Microsphœra*, continuant à croître et à se multiplier, envahissent le protoplasme tout entier et finissent par « étouffer » l'amibe.

Les sucs digestifs de l'amibe, adaptés à la digestion des diatomées, ne parviennent pas à digérer la *Microsphæra*, si frêle pourtant d'apparence. De là, mort de l'amibe par suite d'indigestion.

La Paramécie, infusoire bien connu, est sujette à une maladie grave. Celle-ci est due à une spore ayant pour siège de prédilection le noyau et le nucléole. La présence du parasite dans le corps de la Paramécie ne l'empêche pas de se diviser. Même, fait curieux, cette division est parfois salutaire à l'organisme, car à chacune des divisions, une partie des parasites contenus dans le noyau ou le nucléole s'en échappent, ils « tombent » dans la masse protoplasmique et de là passent dans la vacuole digestive. La Paramécie, qui trouve ces spores indigestes, s'empresse de les rejeter au dehors. En les rejetant et en se débarrassant ainsi d'une partie de ses parasites, chaque fois qu'elle subit une division, la Paramécie finit par en être quitte tout à fait. Ce mode de guérison a été observé par Haffkine.

Il arrive cependant que des spores, avalées par la Paramécie, échappent à l'action de la vacuole digestive. Elles se frayent en ce cas un passage vers le noyau, y pénètrent, s'y multiplient et finissent souvent par tuer l'infusoire, rien ne pouvant plus gêner leur développement.

On voit donc que les rapports réciproques entre les parasites et l'hôte, que celui-ci soit une amibe ou un infusoire, sont réglés d'après le pouvoir digestif que possède ce dernier. L'issue de l'infection est d'un pronostic d'autant moins fâcheux que les sucs digestifs de l'animal infecté ont plus de prise sur les parasites qui l'envahissent.

Montons d'un degré l'échelle zoologique.

Nous voici parmi les êtres multicellulaires. Choisissons parmi eux l'être de constitution la plus simple, le Myxomycète, qui est moitié animal, moitié plante. Prenons-le au stade de plasmode, c'est-à-dire au moment où il se présente sous forme d'une énorme masse protoplasmique, munie d'un grand nombre de noyaux. Ce plasmode se nourrit de corps solides qu'il rencontre sur son chemin et qu'il incorpore dans son protoplasma. Suivant le cas, le corps solide est digéré par le ferment peptique du protoplasma, ou bien rejeté au dehors.

Essayons de provoquer une réaction, soit par un traumatisme (écharde en verre), soit par une irritation thermique (brûlure) ou chimique (nitrate d'argent).

L'écharde en verre, introduite dans l'épaisseur du corps du plasmode, a pour effet de créer un afflux ou une sorte de concentration de la masse protoplasmique autour du corps étranger. Le plasmode se comporte d'abord comme s'il s'agissait d'un corps solide comestible ; mais, s'étant aperçu de son erreur, le plasmode ne tarde pas à rejeter l'écharde à l'extérieur.

Lorsqu'on fait subir au plasmode une brûlure, la partie qui est directement touchée se nécrose. Le reste du corps est d'abord comme sidéré par le traumatisme : il demeure immobile. Au bout de quelques heures, le plasmode reprend sa mobilité, se détache de la portion nécrosée et s'en éloigne d'une façon définitive.

Rappelons que ce fut chez le plasmode des Myxomycètes que Metchnikoff vit pour la première fois les phénomènes d'attraction et de répulsion, dits chimiotaxie positive et négative. C'est à la faveur de cette sensibilité particulière que le plasmode réussit à échapper aux facteurs nocifs, qu'il s'agisse de substances chimiques ou de ses propres tissus, devenus nuisibles par suite de leur nécrose.

Donc, sensibilité chimiotactique, d'une part, et pouvoir digestif du protoplasma, d'autre part, tels sont les moyens de défense que les Myxomycètes mettent en œuvre contre les agents morbides, inanimés ou vivants.

En d'autres termes, chez ces animaux ainsi que chez les Protozoaires, la fonction de défense se confond entièrement avec la fonction digestive normale. Chez les uns et chez les autres, le protoplasma tout entier participe à la digestion des aliments et à la défense contre l'ennemi. La différenciation de ces deux fonctions n'existe pas encore.

Cette différenciation n'apparaît que chez les Éponges, qui, malgré leur constitution extrêmement simple — on les considérait pendant longtemps comme des colonies de protozoaires — possèdent déjà les trois feuillets embryonnaires. Chez ces animaux, l'appareil de défense

esquisse une ébauche de spécialisation. La défense est
dévolue, en partie, aux cellules flagellées de l'ectoderme, mais surtout aux cellules mobiles mésodermiques, qui sont de véritables petites amibes.

Prenons, en effet, une Éponge, et laissons-la baigner
dans un liquide renfermant des grains de carmin ou
d'indigo. En la reprenant au bout d'un certain délai,
nous retrouverons ces grains en partie dans les cellules
ectodermiques, mais principalement dans les cellules
amœboïdes du mésoderme.

Il y a des Éponges (*Siphonochalina coriacea*), chez
lesquelles la fonction de défense est rigoureusement
localisée dans les cellules mésodermiques, à l'exclusion de toutes autres cellules.

Le pouvoir digestif de ces cellules mésodermiques
est très développé. Elles englobent et digèrent non
seulement les corps solides inanimés, mais encore des
organismes vivants entiers. Ainsi, Metchnikoff a vu
chez de jeunes spongillaires, des *Oxytricha*, des *Glau-
coma*, des *Actinophrys*, jusqu'à des *Euglena* entières,
englouties, corps et biens, par des cellules mésodermiques.

Cette spécialisation ressort avec beaucoup de netteté
lorsqu'on fait subir à l'Éponge un traumatisme, lorsque, par exemple, on fait pénétrer en elle un corps
étranger. Dans ce cas, ce n'est plus le protoplasma en
son entier, ou une partie quelconque du protoplasma,
qui englobe le corps étranger comme chez le Myxomycète et les Protozoaires, mais ce sont les cellules mésodermiques seules qui s'en chargent, qui affluent en

masse et qui attirent vers elles le corps étranger. Suivant les dimensions du corps en présence, ces cellules se mettent souvent à deux ou à plusieurs pour le digérer.

Donc, chez les Éponges, c'est le mésoderme qui veille à la sécurité de l'organisme. C'est lui qui mène le combat contre l'ennemi, en s'aidant de ses facultés digestives.

Chez la plupart des Cœlentérés — Méduses, Cténophores, Polypes — il existe des cellules mésodermiques. Comme nous allons le voir, c'est à elles qu'incombe la défense de l'organisme. Mais, il y a des Cœlentérés, comme l'Hydre, qui possèdent seulement deux feuillets embryonnaires, l'ectoderme et l'entoderme.

Comment la police se fait-elle en pareil cas ?

Metchnikoff a montré que tout l'entoderme de l'Hydre est tapissé de cellules épithéliales, capables d'émettre des prolongements et d'englober des corps étrangers. Ce sont donc aussi des phagocytes ; seulement, ils ne sont pas mobiles comme ceux du mésoderme : ce sont des phagocytes immobiles, fixes.

Lorsque l'Hydre reçoit une blessure, elle ne peut pas compter sur l'afflux des cellules amœboïdes, puisque le mésoderme fait défaut. Heureusement, la cicatrisation et la régénération chez elle s'accomplissent avec une rapidité si remarquable que le danger d'infection est réduit à zéro.

Comme nous venons de l'indiquer, l'Hydre fait

presque exception à la règle, la grande majorité des Cœlentérés possédant une couche mésodermique douée des fonctions adéquates.

Si l'on introduit, par exemple, une épingle ou un fragment de bois dans le corps de la Méduse, notamment dans la masse gélatineuse de la cloche, on voit apparaître, dès le lendemain, une grosse tache blanche, bien visible à l'œil nu. Vue au microscope, cette tache n'est rien autre qu'un amas de cellules amœboïdes.

Remarquons que celles-ci ont du mérite de courir ainsi sus au corps étranger, car la Méduse n'a point de vaisseaux sanguins pour les transporter. De plus, cette course n'est pas toujours aisée, vu que, chez certaines Méduses, les cellules amœboïdes ont non seulement un long trajet à parcourir, mais elles ont, de plus, à traverser une masse gélatineuse de consistance assez ferme.

Au premier abord, la réaction de défense s'accomplit chez les Méduses comme tout à l'heure chez l'Eponge : dans un cas comme dans l'autre, ce sont les cellules mésodermiques qui assurent la défense de l'organisme. Entre le mésoderme de la Méduse et celui de l'Eponge, il y a cependant une différence, et elle n'est pas sans importance. Chez l'Eponge, les cellules mésodermiques sont avant tout des cellules de l'appareil digestif, tandis que chez la Méduse, la fonction digestive proprement dite incombe exclusivement à l'entoderme ; quant aux cellules mésodermiques, elles sont déjà plus spécialisées, ayant pour fonction d'attirer vers elles les corps étrangers, de les englober et éven-

tuellement de les digérer. En d'autres termes, chez les
Méduses, l'appareil de défense est plus différencié que
chez les Eponges.

En montant les degrés de l'échelle, nous arrivons
aux *Echinodermes*.

Nous avons eu déjà l'occasion d'indiquer, dans le
chapitre précédent, la manière dont un de ses représentants — *Bipinnaria asterigera* — une grande larve
d'étoile de mer, réagit au traumatisme. Ajoutons que
le tableau réactionnel est le même, que l'on introduise
sous la peau de la Bipinnaire du sang ou une culture
microbienne : les cellules amœboïdes du mésoderme
accourent, se groupent autour du corps étranger,
forment entre elles de vrais plasmodes ou cellules
géantes, se mettent ensuite à grignoter microbes ou
globules de sang, jusqu'à ce qu'ils les digèrent entièrement.

Le mécanisme de la réaction est donc le même chez
les Echinodermes, les Cœlentérés et les Eponges,
malgré les grandes différences zoologiques qui les sépa-
rent.

Poursuivons l'ascension de l'échelle.

Chez les *Vers* supérieurs, ce sont les cellules disséminées dans le liquide périviscéral ou celles de l'endothélium péritonéal, qui remplissent les fonctions de
phagocytes. Fait intéressant, chez la plupart des vers
annélides, il existe un appareil vasculaire déjà assez
développé et tout à fait clos.

Est-ce cet appareil vasculaire qui interviendrait si un ver de terre, par exemple, subissait une infection? Pas du tout. Malgré l'importance que Cohnheim attachait au système vasculaire, l'observation montre que c'est en dehors de ce système que se déroule l'inflammation. Ce sont les cellules mésodermiques, les cellules du liquide périviscéral, qui viennent en aide au ver de terre souffrant. Ce sont elles qui, du commencement à la fin de l'infection, font tous les frais de la lutte engagée entre l'assailli et l'assaillant.

Donc, chez les Vers également, malgré la présence du système vasculaire et du système nerveux, la réaction défensive de l'organisme est l'œuvre exclusive des cellules mésodermiques.

Chez les *Arthropodes*, les *Mollusques* et les *Tuniciers*, il existe une cavité vasculaire, mais elle n'est pas close: elle communique avec la cavité générale du corps. Les éléments sanguins, cellules incolores à un noyau, rarement à deux, sont doués de facultés phagocytaires très nettes. Dès que la vie de l'animal est en danger, on est sûr de voir se produire soit une infiltration leucocytaire au niveau de la région attaquée, soit une formation de capsule, composée de leucocytes.

Notons en passant — nous y reviendrons plus tard — que cette réaction inflammatoire exsudative se produit sans qu'il y ait diapédèse. La diapédèse est hors de cause pour la simple raison qu'elle ne peut guère s'accomplir : les animaux en question n'ont pas d'appareil vasculaire clos, mais des vaisseaux communiquant avec la cavité générale.

Les Crustacés et, parmi ceux-ci, les Daphnies, offrent un intérêt tout particulier, en raison, d'abord, des maladies infectieuses variées auxquelles elles sont sujettes, puis, en raison de leur transparence et de leurs faibles dimensions qui en rendent l'étude facile. Nous avons décrit déjà, dans le chapitre précédent, une maladie de la Daphnie, due à la *Monospora bicuspidata*, qui a servi à Metchnikoff de point de départ à la théorie phagocytaire de l'immunité.

Chez les Insectes, les maladies infectieuses sont relativement rares. Cela doit tenir à la nature de leurs enveloppes cuticulaires qui s'opposent à la pénétration des microbes. Ce que l'on observe plus fréquemment chez eux, ce sont les maladies à champignons et à sporozoaires, ces parasites ayant beaucoup de facilités pour traverser le revêtement chitineux.

Mais, chez les Insectes, comme, d'ailleurs, chez tous les représentants des Arthropodes, des Mollusques et des Tuniciers, comme chez leurs frères inférieurs précédemment examinés, toute menace de danger venant du dehors a pour effet immédiat la mobilisation des globules blancs.

La tâche de ces globules se trouve facilitée chez les animaux examinés, dans une notable mesure, par l'existence d'un réseau vasculaire. Grâce à ce réseau, et à l'orientation due à leur sens chimiotactique, les globules peuvent se transporter rapidement de n'importe quel point de l'organisme vers le point attaqué.

Il va sans dire que, lorsque, la chimiotaxie étant négative, rien ne sollicite leur déplacement, les globules blancs gardent une attitude passive, du moins en apparence.

Avant de monter au sommet de l'échelle, c'est-à-dire aux Vertébrés, jetons un regard rapide sur le chemin parcouru.

Chez les êtres monocellulaires, la fonction de défense se confond avec la fonction digestive du protoplasma : chez eux, il n'existe pas encore d'inflammation au sens propre du terme.

La véritable réaction inflammatoire commence à partir du moment où l'animal est pourvu d'éléments mésodermiques. Chez les Éponges, par exemple, la digestion, au lieu de s'accomplir indifféremment en un point quelconque de la masse protoplasmique, est localisée à l'intérieur de cellules spéciales, notamment des cellules mobiles du mésoderme. Seulement, chez ces animaux, les cellules mésodermiques servent à deux fins à la fois : à la défense et à la nutrition.

Ces deux fonctions ne se trouvent dissociées qu'à un stade plus élevé, lorsque l'entoderme se sépare définitivement du mésoderme. C'est alors que l'entoderme remplit uniquement le rôle d'organe de digestion, le mésoderme celui d'organe de défense.

Les cellules mésodermiques, qu'elles soient représentées par les éléments du tissu conjonctif, du liquide péritonéal ou périviscéral, ou par des globules blancs du sang, remplissent fidèlement, chez tous les Invertébrés, leur fonction de phagocytes.

Il n'existe pas d'être vivant, quelle que soit la place qu'il occupe dans l'échelle animale, qui n'en soit largement doté. Il eût été dès lors étrange que les Vertébrés, plus exposés en raison de leurs conditions de vie que les autres, fussent dépourvus de ces moyens de défense.

L'observation et l'expérience montrent d'ailleurs que ceux-ci existent et que, chez les Vertébrés comme chez les Invertébrés, la réaction inflammatoire est une, que cette réaction est d'essence phagocytaire, et que les différences, observées chez les uns et les autres, ne sont que d'ordre quantitatif.

Prenons, en effet, parmi les *Vertébrés* des représentants les plus simplement organisés : prenons un embryon d'Axolotl, très jeune, âgé de 10 à 15 jours, ou un embryon de Triton (*Triton tœniatus*), également très jeune. Soumettons-les aux expériences d'usage, pour provoquer le processus inflammatoire.

L'expérience montre que, chez l'Axolotl comme chez le Triton, tout se passe comme chez les Invertébrés. Nous pouvons donc nous dispenser d'entrer dans les détails. Qu'il suffise de remarquer que la réaction inflammatoire s'accomplit exclusivement avec le concours des cellules mobiles du tissu conjonctif, et que ni les globules rouges du sang, ni le système vasculaire, ni le système nerveux n'y participent à aucun titre. Le tableau auquel on assiste chez les Vertébrés inférieurs est calqué sur celui qui fut décrit chez les Vers et ne diffère pas sensiblement de celui observé chez les Echinodermes et les Méduses.

En d'autres termes, il existe primitivement, dans tout le règne animal, une très grande uniformité au point de vue de l'appareil de défense. Au fur et à mesure que la machine animale se perfectionne, cet appareil de défense se perfectionne également.

Et pour peu que l'on passe des embryons libérés de l'enveloppe de l'œuf d'Axolotl ou de Triton, dont il vient d'être question, aux larves de ces mêmes animaux, le tableau de l'inflammation change déjà notablement : la riche vascularisation, qui caractérise les larves adultes, fait que, chez ces dernières, la réaction inflammatoire rappelle déjà de tous points celle qui est propre aux Vertébrés supérieurs et à l'Homme.

Chez les Vertébrés supérieurs, la fonction phagocytaire est remplie principalement par les globules blancs, polynucléaires et mononucléaires, et par les cellules endothéliales des vaisseaux.

Le rôle des leucocytes est aujourd'hui trop connu pour que nous ayons besoin de nous y étendre. Ce que l'on connaît moins, c'est le rôle de l'endothélium vasculaire, qui est pourtant fort important. La paroi endothéliale des capillaires est contractile, et cette contractilité contribue à la formation d'orifices intercellulaires, ou pores, qui rappellent les pores de l'entoderme des Éponges, s'ouvrant pour laisser passer les corpuscules suspendus dans l'eau. Ces cellules endothéliales sont d'actifs phagocytes.

Il en est de même des cellules endothéliales des capillaires hépatiques, qui, après s'être détachées de l'adventice, apparaissent sous formes de cellules étoilées (cellules de Kupffer). Il en est également de même des cellules de l'endothélium lymphatique.

Les cellules du tissu conjonctif peuvent intervenir aussi dans l'inflammation, mais leur rôle n'est pas aussi important que celui des leucocytes et des cellules endothéliales.

Une question qui sépare foncièrement la théorie phagocytaire de l'inflammation de la théorie vasculaire, est celle relative au rôle de la diapédèse. Elle a été déjà effleurée au cours de cet exposé.

La question qui se pose est de savoir, si la migration des leucocytes vers les points touchés par l'infection est passive et s'effectue à la faveur d'une lésion primitive de la paroi vasculaire, comme le pensait Cohnheim, ou bien, si cette migration est active et est sollicitée par la sensibilité chimiotactique, puis réalisée grâce à l'appareil de locomotion amiboïde des leucocytes.

Une cause mécanique ne saurait expliquer à elle seule cette rapidité et cette aisance avec lesquelles les leucocytes traversent la paroi vasculaire. Si les leucocytes n'obéissaient qu'à la force mécanique, il est probable qu'ils feraient comme les globules rouges, c'est-à-dire, qu'ils resteraient indéfiniment collés aux parois des vaisseaux sans pouvoir les franchir.

Certes, la dilatation des vaisseaux est un facteur favorable à la diapédèse ; mais, il n'en est pas moins vrai que cette dilatation ne suffit pas à elle seule pour déterminer la diapédèse. Rappelons-nous, en effet, qu'en présence d'un corps exerçant une chimiotaxie négative (sels de quinine, microbes virulents), les leucocytes ne manifestent point d'empressement à traverser les parois, alors même que celles-ci se trouvent largement dilatées. Au cours de certaines infections graves, tels que le choléra des poules, il y a une forte hypérémie suivie d'exsudation séreuse, il y a parfois même des hémorragies : autant de faits témoignant d'une perméabilité des parois vasculaires, ce qui n'empêche pas la diapédèse leucocytaire de faire complètement défaut.

Certes, la paroi vasculaire peut favoriser jusqu'à un certain point la diapédèse, mais cela, non pas parce que les vaisseaux sont frappés d'une lésion moléculaire, comme le croyait Cohnheim, mais parce que ces vaisseaux ont des cellules endothéliales, qui sont contractiles. Ce qui constitue le *primum movens* de la migration des leucocytes à travers les vaisseaux, c'est uniquement leur sens chimiotactique auquel ils obéissent avant toute autre chose.

La diapédèse en elle-même n'est, d'ailleurs, qu'un phénomène secondaire dans l'inflammation. Nous avons noté, au cours de cet exposé, des phénomènes inflammatoires bien caractérisés chez les animaux qui possèdent un système vasculaire primitif, représenté par des lacunes communiquant avec la cavité générale, et chez lesquels il ne peut pas naturellement être question de diapédèse.

La diapédèse ne devient nécessaire qu'à partir du moment où les leucocytes se trouvent enfermés dans un système vasculaire clos. Dans ce cas, on conçoit que les leucocytes aient besoin d'une adaptation particulière qu'est la diapédèse.

C'est en vertu de ce besoin d'adaptation que, chez les animaux supérieurs, la majeure partie (75 0/0) des leucocytes du sang ont un noyau multilobé, ce qui rend leur passage à travers la paroi vasculaire plus facile. Cette variété multilobée du noyau ne se rencontre que chez les animaux à système vasculaire clos, donc, chez des leucocytes appelés à faire acte de diapédèse. Chez les Invertébrés, chez lesquels la diapédèse est inutile, les leucocytes polynucléaires sont totalement inconnus.

Pour nous résumer.

La cause essentielle de l'inflammation ne réside pas dans une lésion primitive des vaisseaux, suivie d'une diapédèse passive, comme le voulait la théorie de Cohnheim. L'inflammation consiste dans la réaction active de l'organisme contre l'agent morbide, et elle s'effectue tantôt au moyen des phagocytes mobiles, tantôt avec le concours des phagocytes de l'endothélium vasculaire.

Contrairement à ce que pensait Virchow, l'inflammation n'est pas un phénomène mettant la vie de l'animal en danger. C'est, au contraire, une réaction salutaire de l'organisme.

Grâce à son appareil phagocytaire, l'inflammation est l'arme la plus puissante que la nature — *Natura medicatrix* — possède dans son arsenal. Cette arme se perfectionne au fur et à mesure que l'on s'élève dans l'échelle des êtres vivants. Mais, même au sommet de l'échelle, elle est encore loin d'être parfaite : tantôt les phagocytes prennent la fuite devant l'ennemi, tantôt ils attaquent les tissus propres de l'organisme et les détruisent. C'est à l'homme qu'il appartient d'apporter des correctifs à l'activité des phagocytes et de canaliser ces derniers dans le sens voulu.

En nous révélant ce secret de la force curative de la nature, Metchnikoff traça à l'homme la voie à suivre, et le faisant il inscrivit une page impérissable dans l'histoire de la biologie.

CHAPITRE III

IMMUNITÉ

Théorie du milieu épuisé de Pasteur. Théorie de la substance empêchante de Chauveau. Conception de Grawitz. Idées des anatomo-pathologistes. Rôle des globules blancs d'après Virchow et Koch. — Attitude hostile des anatomo-pathologistes : Baumgarten, Ziegler, Weigert. Appréciation de la théorie phagocytaire par les bactériologistes : Flügge et Koch. — Bases embryologiques de la conception de Metchnikoff. La Bipinnaire et la Daphnie — piliers de l'édifice de l'immunité. — Immunité innée. Immunité de la grenouille au charbon ; son mécanisme. Levée de l'immunité chez la grenouille chauffée. Absence du pouvoir bactéricide dans le plasma ; expérience avec les spores enfermées dans le sac. Rôle du plasma et des leucocytes vis-à-vis des spores et des bactéridies. — Immunité acquise. Immunité du cobaye vacciné vis-à-vis des vibrions ; son mécanisme. Signification du phénomène de Pfeiffer. Alexine et sensibilisatrice : leur origine. Effet de la suppression artificielle de la phagocytose. — Défense de l'organisme contre endotoxines et poisons : rôle des leucocytes. Phagocytose de trisulfure d'arsenic. Influence du renforcement ou de l'affaiblissement de l'appareil phagocytaire sur l'issue de l'intoxication.

L'immunité est innée ou acquise. Dans un cas comme dans l'autre, rien en apparence ne trahit l'état de résistance de l'animal. C'est donc, disait-on, dans la constitution chimique qu'il faut chercher la raison de cet état.

Pour Pasteur, un animal vacciné est un animal dont le milieu intérieur est impropre au développement du virus. Tout comme une plante qui ne croit pas sur un sol auquel manque un élément nutritif, les microbes, qui sont des plantes microscopiques, ne sauraient vivre dans les humeurs épuisées par une première infection. Le microbe du choléra des poules, par exemple, provoque une maladie grave parce qu'il trouve dans les tissus des substances particulières propices à son développement. Mais, il suffit que l'animal ait subi une légère atteinte de choléra des poules, pour que les conditions de nutrition changent aussitôt : les substances nutritives en question étant consommées, les microbes ne peuvent plus se multiplier et l'animal demeure immun. « Nul doute que cette explication, à laquelle les faits les plus palpables nous conduisent en ce moment, disait Pasteur en 1880, ne devienne générale, applicable à toutes les maladies virulentes ».

En étudiant l'immunité naturelle des moutons algériens vis-à-vis du charbon, Chauveau vit qu'ils finissaient par succomber à des doses massives de bactéridies, ce qui ne cadrait pas avec l'hypothèse de milieu épuisé. Aussi admit-il que l'immunité était due à la présence dans le sang d'une substance empêchante. Dans le cas d'une dose massive de virus, cette substance devant se répartir, disait-il, sur un très grand nombre de bactéridies, s'épuise. De là perte de l'immunité.

C'est donc l'appauvrissement des humeurs qui assurerait l'immunité, dans la première hypothèse ; c'est, au contraire, la présence d'une substance empêchante qui mettrait à l'abri de l'infection, dans l'autre hypothèse. Dans les deux cas, l'immunité est tributaire des propriétés des humeurs. Dans les deux cas, l'intervention active de l'organisme est exclue.

Notons que Pasteur, tout en combattant la théorie de Chauveau, a reconnu le mal fondé de la sienne. Il se rendit compte que le mécanisme de l'immunité était plus complexe qu'il ne le supposait au début : il vit notamment que, contrairement à son hypothèse, les microbes infectieux se développaient bien dans les humeurs d'animaux immunisés.

D'après Grawitz, une première atteinte d'une maladie infectieuse provoque « l'adaptation des cellules au pouvoir d'assimilation énergique des champignons » : cette adaptation se transmettant aux descendants des cellules, l'immunité peut persister des mois, même des années.

Si cette conception avait l'avantage d'être plus biologique que les précédentes, par contre, elle ne brillait ni par sa clarté, ni par sa précision.

Les anatomo-pathologistes, à leur tour, se sont mis à étudier le mécanisme de l'immunité. Ils suivirent le sort des microbes qui envahissent l'organisme, en examinant les coupes d'organes. Pour caractériser leur état d'esprit, il suffit de rappeler que les savants de marque, tels que Rindfleisch, Waldeyer, Klebs, étaient convaincus qu'il n'y avait rien de tel que le contenu leucocytaire, pour faire pousser les microbes. Le pus étant, pour ainsi dire, synonyme d'une affection grave, les globules blancs étaient considérés comme des éléments néfastes, servant à alimenter les microbes et à les essaimer aux quatre coins de l'organisme.

Lorsque Metchnikoff exposa à Virchow, avec son ardeur coutumière, ses idées et lui parla des globules blanes faisant la chasse aux microbes pour les détruire, il s'attira cette réplique : « En pathologie, on pense et on enseigne juste le contraire ; on est d'avis que les microbes se trouvent bien dans les leucocytes, et qu'ils se servent de ces cellules comme d'un moyen de transport et de dissémination dans l'organisme ».

Cette idée était tellement ancrée dans l'esprit des savants que même un observateur de la valeur de R. Koch ne put s'y soustraire. En inoculant des bactéridies dans le sac lymphatique de la grenouille, animal réfractaire au charbon, et ayant retrouvé ces bacilles à l'intérieur des cellules blanches, Koch conclut que les microbes englobés trouvent dans le contenu de ces cellules, un milieu de culture favorable.

Si nous rappelons ces faits dont la plupart sont bien connus, c'est pour donner idée de l'ambiance scientifique au sein de laquelle apparut, ou plutôt, fit irruption la théorie phagocytaire ; c'est aussi pour montrer la résistance que Metchnikoff dut vaincre pour faire accepter ses idées si opposées à celles en cours.

On connaît en biologie peu d'exemples d'une lutte aussi chaude et aussi longue que celle engagée par Metchnikoff contre ses contradicteurs. Ce fut Baumgarten qui commença la campagne (1884). Bientôt vinrent se ranger derrière lui les plus réputés anatomopathologistes et bactériologistes de langue allemande.

Un contre tous, Metchnikoff tint bon.

En étudiant le sort des microbes chez les animaux réfractaires, Baumgarten et ses élèves ont cherché à

prouver que les observations de Metchnikoff étaient
inexactes, que les conclusions, qu'il en tirait, étaient
non seulement mal fondées, mais encore « contraires
à la logique et à la vérité ».

Cette critique, quelque peu brutale, ne fit qu'attiser
la polémique. Celle-ci dura plusieurs années. Metchnikoff eut beau apporter des faits nouveaux, il ne parvint
pas à désarmer son adversaire qui écrivit encore,
quatre ans plus tard (1888) : « L'interprétation de
Metchnikoff relative à l'activité leucocytaire apparaît
plutôt comme le produit d'une riche imagination que
comme un résultat de l'observation objective d'un
chercheur ».

Dans la suite, Baumgarten est devenu moins agressif,
mais il n'a jamais changé d'attitude vis-à-vis de la
doctrine phagocytaire. C'est, d'ailleurs, le seul adversaire qui demeura impénitent jusqu'au bout, ce qui
n'empêcha pas Metchnikoff de reconnaître que ses
articles témoignaient de « beaucoup de talent et
d'esprit et surtout d'un style admirable ».

C'est aux critiques de Ziegler et surtout à celles de
Weigert que Metchnikoff fut particulièrement sensible.
De la part de ces savants dont le renom d'anatomo-
pathologistes était considérable, il s'attendait à un
accueil, au moins, bienveillant. Mais, pas plus que
Baumgarten, Ziegler ne fit aucun cas des phagocytes.
Pour lui, l'intervention des phagocytes était purement
accidentelle, et leur rôle dans la défense de l'organisme, tout à fait insignifiant. Ses élèves, qu'il avait
chargés d'étudier le mécanisme de l'immunité dans le

charbon, conclurent que, dans la lutte de l'organisme contre les microbes, les phagocytes n'étaient absolument pour rien.

Le célèbre Weigert, devenu plus tard admirateur et ami de Metchnikoff, n'a pas voulu, non plus, reconnaître l'importance de la phagocytose, ni le rôle défensif des cellules géantes. Il a usé de toute sa sagacité, disait Metchnikoff, pour démolir la théorie des phagocytes de fond en comble.

Voilà pour les anatomo-pathologistes.

Les bactériologistes, quoique mettant plus de forme, n'en dénigrèrent pas moins la théorie de Metchnikoff. Ils déclarèrent que la place souveraine dans l'immunité appartient aux propriétés bactéricides des humeurs. Quant aux phagocytes, leur rôle était considéré comme de tout second ordre. Les leucocytes sont tantôt, disait Flügge, « des victimes des microbes qui continuent leur marche triomphale, tantôt ils donnent l'impression de tombeaux : la bataille terminée, ils se rangent derrière la ligne de feu ; mais ils ne constituent point des appareils meurtriers servant à l'organisme attaqué pour sa défense ».

Même, vingt-cinq ans après la première publication de Metchnikoff, la phagocytose était encore loin d'avoir rallié les suffrages des bactériologistes. Ainsi, au Congrès international de Berlin, en 1908, R. Koch déclara que « les acquisitions nouvelles avaient fait perdre à la théorie phagocytaire sa base et que, par conséquent, elle devait céder la place à la théorie humorale de l'immunité ».

Si Metchnikoff a eu l'énergie de tenir tête aux
savants les plus qualifiés de l'époque, si au bout d'une
très longue lutte il a fini par convertir à ses idées la
presque totalité de ses adversaires, c'est parce qu'il
était sûr de la route qui l'a conduit à la conception de
l'immunité. Cette route, qui avait pour point de départ
l'origine des organes digestifs chez les animaux inférieurs, était jalonnée, de place en place, de faits précis, inébranlables, tirés de l'embryologie et de la
pathologie comparée.

Rappelons, pour ne marquer que les jalons les plus
saillants, que c'étaient ses recherches embryologiques
sur les Éponges, qui lui firent entrevoir le rôle du
mésoderme, resté jusque-là obscur. Ce feuillet ne
devait correspondre dans son esprit, chez les animaux
primitifs hypothétiques, ni aux organes génitaux,
comme pensaient les uns, ni à l'appareil de locomotion, comme pensaient les autres, mais plutôt à un
conglomérat de cellules digestives. De suite, sa pensée
se reporta à la propriété des cellules mésodermiques
de s'emparer des corpuscules étrangers. Sur un grand
nombre d'animaux, il s'assura que des rapports intimes existaient, en effet, entre le mésoderme et l'entoderme.

Il se dit alors : si ces cellules amiboïdes du mésoderme sont douées de propriétés digestives, sans en
avoir cependant besoin pour leur nutrition, il faut
supposer que cette fonction doit leur servir dans certaines circonstances de vie. Ainsi orienté, Metchnikoff
trouva que, effectivement, pendant la Métamorphose

des Echinodermes (Synaptes), ces cellules interviennent lors de la résorption des organes larvaires et de leur atrophie.

Il se demanda ensuite si les cellules amiboïdes, que l'on trouve en si grande abondance dans les exsudats inflammatoires, ne sont pas appelées aussi à remplir des fonctions de même ordre, c'est-à-dire, les fonctions d'un appareil de résorption ?

De suite il se mit en devoir de reproduire expérimentalement l'exsudat inflammatoire. L'expérience lui donna raison : ayant implanté une épine de rose dans le corps d'une Bipinnaire — larve d'étoile très fréquente à Messine — Metchnikoff eut la joie d'assister à un tableau en tous points comparable à celui observé chez l'homme qui se pique avec une écharde.

Cet exsudat inflammatoire est donc, se dit Metchnikoff, une réponse de l'organisme à la pénétration du corps étranger. En passant, il note ce fait important que la réaction inflammatoire s'accomplit fort bien, quoique cet animal ne possède ni vaisseaux sanguins, ni système nerveux.

Dans le chapitre précédent, nous avons vu comment Metchnikoff a passé, pour consolider davantage son édifice, de la Bipinnaire à la Daphnie ; comment il a pu étudier chez celle-ci une vraie maladie infectieuse ; comment il a pu assister, l'œil au microscope, à toutes les phases de la lutte entre les leucocytes et les spores d'un parasite végétal.

C'est donc grâce à la Bipinnaire et à la Daphnie, que le zoologiste égaré en médecine, comme Metchnikoff s'intitulait lui-même, a pu résister pendant près d'un quart de siècle, à des assauts aussi violents que pénibles, et a réussi finalement à obtenir gain de cause.

Après avoir établi les principes de la théorie de l'immunité sur la Daphnie, Metchnikoff passa à des Vertébrés et à l'Homme.

La première maladie infectieuse, au sujet de laquelle la nouvelle théorie fut appelée à rompre des lances, fut le charbon.

La grenouille possède, comme on le sait, une immunité naturelle vis-à-vis de cette maladie. Dans un mémoire paru peu de temps après la découverte de la phagocytose, Metchnikoff a montré que la cause principale de cette immunité réside dans les leucocytes; que ceux-ci s'emparent des bactéridies introduites dans le sac lymphatique et les digèrent finalement dans leur intérieur. Contrairement donc à ce que pensait R. Koch, les bactéridies englobées, loin de trouver un milieu favorable dans le contenu leucocytaire, y dégénèrent d'abord, puis périssent au bout de quelques heures.

Lorsque la grenouille est soumise à l'influence d'une température élevée (37°), elle perd son immunité et contracte le charbon. Le microscope montre que dans ce cas les leucocytes sont peu empressés à phagocyter les bactéridies inoculées dans le sac lymphatique : la plupart d'entre elles continuent à circuler librement dans le liquide intercellulaire.

Le parallélisme entre la résistance de l'animal et l'activité phagocytaire fut frappant.

Flügge. ayant soutenu que la grenouille doit son immunité naturelle vis-à-vis du charbon. au pouvoir bactéricide de ses humeurs. Metchnikoff y répondit par l'expérience ingénieuse que voici.

Il prit des spores charbonneuses et, après les avoir placées dans un sac en moelle de roseau ou dans du papier buvard. il introduisit le tout sous la peau d'une grenouille. Si les humeurs de la grenouille. ou son plasma. étaient réellement bactéricides. comme le croyait Flügge. les spores enfermées dans le sac en moelle de roseau devraient rester à l'état de spores. Or. c'est le contraire qui se passa : les spores. quoique baignant dans le plasma dont elles sont constamment imprégnées. germèrent et donnèrent naissance à des bactéridies. Le plasma n'est donc pas bactéricide : tout au contraire. le plasma est un milieu de culture parfait.

La germination des spores s'observe d'ailleurs aussi dans le cas où celles-ci sont introduites directement sous la peau de la grenouille. sans être munies d'une enveloppe protectrice : sac en moelle ou papier buvard.

Pour mieux se rendre compte du mécanisme de l'immunité naturelle de la grenouille. Metchnikoff modifia encore l'expérience. Au lieu d'enfermer les spores charbonneuses dans un sac imperméable aux leucocytes. il laissa au contraire les globules blancs y pénétrer. au bout de quelque temps.

Or. le sac en moelle de roseau. après avoir séjourné à l'intérieur de la grenouille. renferme. à côté des spores encore intactes. de jeunes bacilles issus des spores ayant germé. Dès que les globules blancs pénètrent dans le sac, ils s'emparent des uns et des autres. Les bacilles subissent, à l'intérieur des leucocytes, une digestion en règle et disparaissent au bout de peu de temps. Quant aux spores, quoiqu'englobées par les leucocytes, elles restent intactes pendant un temps très long : elles ne germent pas, mais elles n'en sont pas moins vivantes. On peut s'assurer, d'ailleurs, de leur vitalité, en les retirant de la grenouille et en les plaçant dans un milieu approprié : aussitôt elles se mettent à germer, bien qu'ayant été phagocytées, et elles donnent naissance à une culture de bactéridies.

Cette expérience, qui résume le mécanisme de toute l'immunité naturelle, est instructive à plusieurs chefs. Elle montre que, si la grenouille est naturellement réfractaire au charbon, elle ne tient pas ce privilège du pouvoir bactéricide du plasma, vu que dans ce dernier les spores germent et les bactéridies se multiplient à leur aise. Cette expérience montre, en plus, que les leucocytes, à l'encontre du plasma, agissent à la fois sur les bactéridies et sur les spores : ils digèrent et détruisent les premières, ils empêchent la germination des dernières, et ce faisant, les leucocytes protègent la grenouille contre l'infection charbonneuse.

Voilà pour l'immunité innée, ou naturelle.

Passons à l'immunité acquise. Prenons, comme type de maladie, l'infection vibrionienne qui avait suscité autrefois des discussions mémorables. L'étude du choléra domine, en effet, selon Metchnikoff, tout le chapitre de l'immunité acquise contre les microbes.

Le cobaye est, on le sait, très sensible au vibrion cholérique. L'injection d'une faible dose dans le péritoine provoque une infection rapidement mortelle. Cette réceptivité n'empêche pas, on le sait, de vacciner facilement le cobaye contre plusieurs doses mortelles de vibrions.

Voyons ce qui se passe chez le cobaye qui est en possession de l'immunité acquise, lorsqu'on lui inocule une forte dose de vibrions cholériques dans le péritoine.

Puisons de temps en temps, au moyen d'un tube effilé, dans son liquide péritonéal, et examinons celui-ci au microscope. Le premier prélèvement, pratiqué cinq à dix minutes après l'inoculation, met en lumière deux faits importants : premièrement, on constate la disparition presque complète des leucocytes du liquide péritonéal ; deuxièmement, on assiste à la transformation de la majeure partie des vibrions injectés en granules immobiles (phénomène de Pfeiffer). Beaucoup de ces granules sont encore vivants, mais la plupart sont déjà morts.

Les altérations, que nous venons d'indiquer, ne s'observent que chez le cobaye vacciné. Chez le cobaye neuf, l'inoculation des vibrions pratiquée dans les mêmes conditions est suivie d'une forte pullulation de ces derniers, sans transformation en granules.

Tandis que le cobaye neuf succombe à l'infection, le cobaye vacciné survit, naturellement.

Faut-il en conclure, comme l'a fait R. Pfeiffer et beaucoup d'autres avec lui, que la transformation des vibrions en granules, corrélative à la survie du cobaye, est l'expression microscopique de l'immunité ?

Est-on autorisé à inférer de cette expérience que l'immunité acquise vis-à-vis des microbes est commandée par les substances bactéricides des liquides de l'organisme ?

Metchnikoff ne fut pas de cet avis. En approfondissant le phénomène en question, il s'est rendu compte qu'il était plus complexe qu'il n'en avait l'air de prime abord.

Comme l'ont montré de nombreuses expériences, la transformation des vibrions en granules, chez le cobaye vacciné, s'opère grâce au concours simultané de deux substances : l'une, l'alexine, qui est propre à tout animal neuf, l'autre, la sensibilisatrice, qui est l'apanage de l'animal vacciné seul. En remontant à l'origine de ces substances, Metchnikoff a vu que, aussi bien l'une que l'autre, sont étroitement liées à l'appareil phagocytaire.

L'alexine circule-t-elle librement dans le liquide péritonéal ? Sa présence n'est-elle pas plutôt le fait de l'injection même et n'est-elle pas due à la phagolyse, c'est-à-dire à la destruction mécanique des leucocytes laissant échapper l'alexine dans le liquide ambiant ?

En orientant les expériences dans cet ordre d'idées, Metchnikoff a pu, en effet, se convaincre que son hypothèse était juste. Chaque fois qu'il parvenait à empêcher la phagolyse, la transformation granuleuse ne se produisait pas ou elle n'était que peu marquée. Il suffisait, en effet, de prévenir la phagolyse pour assister à un changement à vue complet. D'abord, l'inoculation des vibrions n'était plus suivie de leucopénie : les leucocytes étaient, au contraire, fort nombreux. Puis, les vibrions conservaient leur aspect normal ; les leucocytes faisaient activement œuvre de phagocytes, si bien que, au bout de 5 à 15 minutes, il ne restait plus un seul vibrion libre dans le liquide péritonéal : tous étaient englobés.

La dégénérescence granuleuse des vibrions n'a donc lieu que lorsqu'il y a phagolyse, c'est-à-dire lorsque les leucocytes subissent une avarie.

Cette conclusion fut corroborée par l'observation des vibrions injectés directement dans le torrent circulatoire. Dans ce cas, la phagolyse n'existant pas, les vibrions ne subissent pas de dégénérescence granuleuse en dehors des cellules : la phagocytose est presque instantanée, et les vibrions sont englobés à l'état de virgules.

De même que l'alexine, la sensibilisatrice, cette seconde substance qui intervient chez le cobaye vacciné, est, selon toute vraisemblance, d'essence phagocytaire. Il résulte, en effet, des recherches de plusieurs savants, que la source de cette substance est dans la rate, la moelle des os et les ganglions lymphatiques, c'est-à-dire dans les organes riches en phagocytes. Excrétée par ces organes dans le sang, la sensibilisatrice constitue donc également un élément de la défense phagocytaire.

Nous avons vu tout à l'heure, que l'on pouvait empêcher les vibrions de se transformer en granules, aussi bien dans la cavité péritonéale que dans la circulation générale, sans pour cela entrainer la mort du cobaye vacciné, c'est-à-dire sans lui enlever son immunité, ce qui prouve que cette transformation n'est pas un facteur indispensable de l'immunité.

Tout autrement importante est la phagocytose. Si par un artifice quelconque — injection d'opium ou d'une poudre inerte — on paralyse les leucocytes et si on retarde de la sorte la phagocytose, on constate que le cobaye, tout vacciné qu'il soit, succombe à la dose qui laisse indifférent le témoin dont les phagocytes n'avaient pas été influencés.

En d'autres termes, dans l'immunité acquise vis-à-vis du vibrion cholérique, le phénomène de Pfeiffer a une certaine importance; il n'en est pas moins vrai que la place assignée à la phagocytose est beaucoup plus importante.

On a vu depuis que, dans la plupart des maladies infectieuses, la destruction des microbes s'opère à l'intérieur des globules blancs. Le cas des vibrions susceptibles d'être détruits par les liquides de l'organisme, en dehors des globules blancs, est un cas particulier et s'explique par l'extrême fragilité de ces microbes.

Il est aujourd'hui bien établi que, quelle que soit la nature de l'infection, chaque fois que la maladie est mortelle, la phagocytose fait défaut ou n'est qu'à peine prononcée. Lorsque l'animal jouit de l'immunité, que celle-ci soit innée ou acquise, les phagocytes se montrent très actifs : dès l'introduction des microbes infectieux, les phagocytes accourent à l'endroit de l'inoculation, s'incorporent les microbes et les détruisent.

On a cru d'abord que la phagocytose ne pouvait s'exercer que vis-à-vis des microbes préalablement tués par les substances bactéricides de l'organisme. L'expérience a montré, depuis, que l'organisme peut se passer de ces substances, et que les microbes se laissent engloutir par l'organisme, quoique bien vivants et virulents : les phagocytes font subir à ces derniers le sort commun à tous les corps étrangers qui en deviennent la proie.

La découverte de la sérothérapie a paru devoir porter une sérieuse atteinte à la théorie phagocytaire de l'immunité. On s'est dit : du moment que les poisons sécrétés par les microbes trouvent leurs contre-poisons tout formés dans les sérums spécifiques, l'organisme immunisé est dispensé de pourvoir à sa défense d'une façon active. Les microbes ne sont-ils pas surtout nuisibles par leurs produits, toxines ou endotoxines ? Or, si ces produits se trouvent neutralisés par des contre-poisons, au fur et à mesure qu'ils sont sécrétés, les microbes, par eux-mêmes, deviennent négligeables. Les globules blancs englobent ces microbes et les digèrent, c'est entendu ; mais, le service qu'ils rendent à l'organisme en pareille occurrence est de peu d'importance : la phagocytose s'effectuant en ces conditions saurait-elle compter pour beaucoup dans l'ensemble des moyens défensifs de l'organisme ?

Cette manière de voir paraissait d'autant plus plausible qu'on avait l'habitude de considérer les leucocytes comme bons seulement contre les microbes, mais impuissants à lutter contre les poisons.

Or, il découle des recherches faites dans le laboratoire de Metchnikoff, que l'idée que l'on se faisait de l'inaptitude des leucocytes à lutter contre les toxines, ne répond pas à la réalité ; que les globules blancs ne redoutent pas d'affronter les poisons ; qu'ils les absorbent tout aussi bien qu'ils absorbent des corps solides ou des microbes : qu'ils sont donc capables de neutraliser les produits toxiques issus des microbes.

Cette propriété neutralisante des leucocytes fut démontrée par un des élèves de Metchnikoff à la fois vis-à-vis des endotoxines microbiennes et vis-à-vis de certains poisons minéraux, tels que l'arsenic.

On sait que les cultures de bacilles typhiques, même tuées par la chaleur, sont meurtrières pour le cobaye, surtout en injections intrapéritonéales. Cette toxicité est due à l'endotoxine contenue à l'intérieur des corps bacillaires. Mise en liberté au moment où le microbe se désagrège dans l'organisme, cette endotoxine peut tuer le cobaye en l'espace de 12 heures.

L'examen du liquide péritonéal montre que l'injection de l'endotoxine, présentée sous forme de bacilles tués, est suivie d'une hypoleucocytose très prononcée, due en partie à la phagolyse.

Or, si l'on renforce le système leucocytaire du péritoine, par un des artifices communément employés dans les laboratoires, on peut injecter au cobaye une dose sûrement mortelle d'endotoxine, sans le tuer. L'examen de l'exsudat péritonéal montre dans ce cas la présence de nombreux leucocytes. Ceux-ci sont en train d'englober et de digérer les corps microbiens, donc aussi les endotoxines qu'ils renferment. L'animal, quoiqu'ayant reçu une dose mortelle de bacilles, survit.

Cet exemple prouve que les phagocytes peuvent assurer l'immunité non seulement vis-à-vis des microbes, mais encore vis-à-vis des produits toxiques contenus à l'intérieur des microbes. Ce fait n'est pas de nature à nous surprendre *a priori*, vu que les leucocytes, de tous les éléments de l'organisme, sont précisément ceux qui sont le moins sensibles aux intoxications.

L'aptitude des leucocytes à lutter contre les poisons ressort avec plus de netteté encore des recherches faites au sujet de l'intoxication arsenicale.

Pour être à même d'étudier la réaction de l'organisme au cours de cette intoxication, il a été fait usage de trisulfure d'arsenic, sel peu soluble, reconnaissable à sa couleur orange.

Lorsqu'on injecte à un cobaye dans la cavité péritonéale une dose non mortelle de ce trisulfure, on assiste d'abord à une fuite des leucocytes. Celle-ci, d'ailleurs, est de courte durée : elle ne tarde pas à être suivie d'une hyperleucocytose considérable. Les globules blancs, qui affluent en masse, se saisissent avidement des grains jaunes-rouges, si bien qu'en peu de temps la totalité de l'émulsion injectée se trouve phagocytée. L'animal reste en parfait état de santé.

En pratiquant de temps en temps des prélèvements

de l'exsudat péritonéal, on se rend compte comment
les grains d'arsenic, qui restent pendant plusieurs jours
à l'intérieur des leucocytes, s'y désagrègent petit à
petit. Ils deviennent d'abord de plus en plus fins, puis
finissent par disparaître. Le trisulfure d'arsenic subit
une dissolution, sinon une digestion, intracellulaire: il
se transforme en une combinaison, vraisemblablement
arséno-albumineuse, inoffensive pour le cobaye.

Que la participation des phagocytes soit réellement
salutaire pour le cobaye, cela résulte du fait que l'issue
de l'intoxication est toute différente lorsqu'on empêche les leucocytes d'intervenir.

Plaçons, en effet, dans un sac de roseau une dose
non mortelle de trisulfure d'arsenic et introduisons le
tout dans la cavité péritonéale du cobaye. Au bout d'un
temps plus ou moins long, suivant la dose employée,
le cobaye va accuser des signes d'intoxication ; puis,
il finira par y succomber.

On observe le même effet chez le cobaye, lorsqu'on
lui injecte préalablement dans le péritoine de la poudre
de carmin. Les leucocytes se jettent aussitôt dessus,
s'en bourrent, à tel point que, lorsque le lendemain
on injecte au même cobaye une dose non mortelle de
trisulfure, les leucocytes ne peuvent plus faire acte de
phagocytes, et l'animal meurt intoxiqué par l'arsenic.

Dans un cas, comme dans l'autre, nous voyons se
produire la mort, à la suite d'une dose non mortelle, et
cela parce que, dans un cas, l'action protectrice des
leucocytes est empêchée par le sac, et dans l'autre,
cette action est entravée par le carmin.

Mais si, par contre, par une préparation préalable — une injection de bouillon, par exemple — on renforce l'appareil leucocytaire du péritoine, on renforce du même coup la résistance de l'animal, et on arrive à faire supporter au cobaye une dose qui aurait sûrement tué un cobaye neuf, non préparé.

Il ressort de toutes ces expériences que les globules blancs exercent vis-à-vis des poisons, en vertu de leur pouvoir phagocytaire. la même action protectrice que vis-à-vis des microbes et des produits microbiens.

« L'ensemble des phénomènes, que l'on observe dans l'immunité se réduit », dit Metchnikoff dans son discours de Stockholm, « à une série d'actes biologiques. tels que la sensibilité des phagocytes. leurs mouvements actifs dirigés vers les endroits menacés par les microbes, et à une série d'actes physiques et chimiques qui amènent la destruction et la digestion des agents infectieux ».

CHAPITRE IV

SÉNESCENCE

Rôle des phagocytes dans la métamorphose, dans les atrophies partielles, dans les atrophies pathologiques, au cours des épanchements (hémorragies cérébrale et utérine). Participation des macrophages à la résorption des cellules. — Causes du macrophagisme. — Atrophie sénile. Artériosclérose et sa place dans la sénescence. Atrophie non accompagnée de sclérose vasculaire. Atrophie sénile des reins, du foie, des os, du cerveau ; aspect microscopique ; analogie avec les autres atrophies. — Blanchiment des cheveux, son mécanisme. — Pathogénie de l'atrophie sénile. Suractivité des macrophages. Analogie entre organes séniles et organes pathologiques. Vieillesse = maladie. — Microbes du gros intestin ; leur nombre. Leur non-participation à la digestion ; animaux élevés stérilement ; larves des mites ; scorpion ; ascarides. — Pénétration des microbes à travers l'intestin intact. Résorption des produits microbiens. Enteké des veaux. — Origine microbienne des substances aromatiques (phénol, indol, etc.) : fistules intestinales ; animaux stériles ; roussettes. — Vieillesse expérimentale chez le lapin et le cobaye. — Rapport entre la richesse de la flore intestinale et la longévité. Souris et canari. Longévité des poissons, oiseaux, reptiles ; celle des mammifères. — Raison d'être du gros intestin. Action néfaste de son contenu microbien.

C'est en 1883, l'année de la découverte de la phagocytose, que parurent les « Recherches sur la digestion intracellulaire » de Metchnikoff, où il étudia la métamorphose chez les Echinodermes, puis chez les Batraciens.

Il démontra que, au cours de la transformation, les cellules des organes larvaires, vouées à l'atrophie, sont dévorées et détruites par des phagocytes, lesquels sont représentés tantôt par des globules blancs du sang, tantôt par des cellules spéciales douées de fonctions phagocytaires. Lorsqu'il s'agit de fibres musculaires, c'est le sarcoplasme qui accomplit l'acte phagocytaire ; ce sont les cellules de la névroglie qui s'acquittent de cette besogne dans le cas d'atrophie des éléments nerveux.

On retrouve le même processus dans les cas d'atrophie partielle. Ainsi, chez les Vertébrés adaptés à un genre de vie qui ne nécessite pas un organe de vision, ce dernier subit un arrêt de développement, puis une régression partielle ou complète. Chez le Protée, par exemple, qui vit dans l'obscurité, l'œil subit une atrophie partielle qui porte sur le cristallin et le corps vitré : ceux-ci perdent leur structure et se transforment en un simple amas de cellules conjonctives. En examinant de près le mécanisme de cette atrophie, on se rend facilement compte qu'elle est l'œuvre des phagocytes qui s'infiltrent dans l'œil et remplacent le cristallin et le corps vitré par du tissu conjonctif.

Les phagocytes étendent leur champ d'action également aux atrophies de nature pathologique. Rappelons l'atrophie si caractéristique des muscles dans la trichinose. En s'insinuant dans les fibres musculaires striées, les vers provoquent une prolifération abondante des noyaux avec hypertrophie du sarcoplasme, puis une destruction de la substance contractile, qui est l'aboutissant de l'excitation des cellules phagocytaires.

Dans beaucoup d'états pathologiques, on observe des

phénomènes semblables, qu'il s'agisse de l'atrophie d'éléments nerveux ou de celle des organes, tels que le foie, le rein ou l'ovaire. Nous y reviendrons plus loin.

Lorsqu'il se produit en un point quelconque de l'économie un épanchement de sang à la suite d'une rupture de vaisseau, aussitôt on voit accourir les phagocytes pour rétablir le *statu quo*. Ainsi, lorsque, au cours d'une hémorragie cérébrale, le sang épanché comprime des centres moteurs, ce sont les phagocytes qui se chargent de faire revenir les mouvements des membres, en englobant ou en résorbant petit à petit tous les globules du sang.

De même lorsque, au cours de l'accouchement, il se produit des hémorragies utérines, ce sont encore les phagocytes qui rétablissent l'ordre, en épongeant, pour ainsi dire, continuellement le champ opératoire jusqu'à la restitution *ad integrum*, jusqu'à ce que la dernière hématie libre soit résorbée.

Dans tous les cas que nous venons d'énumérer, la résorption des cellules est accomplie toujours par une espèce déterminée de phagocytes, par des macrophages : ce sont tantôt les leucocytes du sang à grand noyau unique, tantôt des cellules fixes endothéliales, conjonctives, névrogliques ou sarcoplasmiques.

Ce sont également les macrophages qui interviennent dans les cas de résorption expérimentale des cellules. Le fait est connu de ceux qui préparent des sérums cytolytiques. Que l'on injecte à un animal des hématies, des spermatozoïdes, une émulsion de ganglions lymphatiques, de cellules hépatiques, rénales, cérébrales ou autres, immanquablement on voit affluer de grands mononucléaires. Ils s'emparent des cellules en question et peu à peu les digèrent.

Le même sort est réservé aux leucocytes polynucléaires quand ils se trouvent à la portée des mononucléaires. Le cas se présente, entre autres, dans la cavité péritonéale des cobayes préparés la veille avec de l'eau physiologique ou avec du bouillon. Les polynucléaires, légèrement avariés par l'arrivée du liquide étranger, sont sûrs de devenir la proie des macrophages. Rien n'est plus instructif que de suivre les différentes phases de cette résorption des polynucléaires par les mononucléaires.

Notons que jamais on n'observe de phénomène inverse, c'est-à-dire des polynucléaires englobant et phagocytant les mononucléaires.

Si dans quelques maladies infectieuses, surtout chroniques, on voit des mononucléaires phagocyter des microbes, il n'en est pas moins vrai que leur fonction essentielle est de résorber les cellules des tissus. C'est une fonction qui leur appartient principalement, ainsi qu'à certaines catégories de macrophages fixes, et qu'ils ne partagent jamais avec les microphages, ou leucocytes polynucléaires.

Quelle est la cause déterminante de ce macrophagisme des cellules ? D'où vient que des éléments cellulaires, appartenant au même organisme et ayant longtemps vécu côte à côte, se livrent soudainement à une lutte à mort. à une lutte qui ne s'arrête que faute de combattants. c'est-à-dire après l'extermination des cellules plus faibles ?

A quoi est due l'infériorité de ces dernières ? Sont-elles moins richement irriguées que les autres et, partant. moins bien nourries ? Cela paraît peu vraisemblable : les organes larvaires des Echinodermes et des Insectes sont irrigués dans les meilleures conditions : cela ne les empêche pas cependant de subir une dégénérescence atrophique.

Serait-ce parce que les cellules sont devenues inutiles ? Metchnikoff rejette cette idée téléologique. Il cite à l'appui de nombreux cas où l'utilité ne comporte pas d'assurance contre les risques d'atrophie. les cellules utiles étant aussi bien dévorées que les inutiles.

D'après Metchnikoff, la cause de cette lutte fratricide doit être cherchée ailleurs. Il suppose que les cellules des tissus. tout comme les microbes. sécrètent normalement une substance spéciale qui a pour effet de tenir en respect les phagocytes et de paralyser leur activité. Si pour une raison quelconque cette substance protectrice vient à tarir, les phagocytes, qui guettent les cellules. donnent libre cours à leur voracité. De là. ces atrophies dont nous avons cité plusieurs exemples. et dont est remplie la vie physiologique et pathologique des êtres vivants.

Et l'atrophie sénile, qui paraît relever autant de la physiologie que de la pathologie. ne serait-elle pas aussi tributaire d'un processus de même ordre ?

Voyons d'abord ce qu'est l'atrophie sénile, au point de vue microscopique.

Tous sont d'accord pour considérer la sclérose des artères comme un des caractères spécifiques de la sénilité. C'est l'intima qui commence à s'altérer la première : la lésion s'étend ensuite aux autres couches du vaisseau ; une endopériartérite se constitue, ayant pour effet immédiat le rétrécissement de la lumière vasculaire. Les organes n'étant plus suffisamment irrigués, leurs fonctions se ralentissent. La déchéance fonctionnelle est bientôt suivie de dégénérescence atrophique. D'après certains auteurs, c'est cette altération des artères qui est la cause première de l'atrophie sénile des organes.

Metchnikoff est loin de méconnaître l'importance de l'artériosclérose dans l'histoire de la sénescence, mais il la place sur le même plan que la sclérose des organes, l'une et l'autre relevant d'une cause commune sur laquelle nous reviendrons plus bas.

Que l'artériosclérose ne puisse être, à elle seule, le *primum movens* de l'atrophie sénile, cela ressort du fait qu'il y a des cas où l'atrophie n'est point précédée de lésion vasculaire : témoin, la dégénérescence des ovules. Cette dégénérescence commence dès le jeune âge. Elle se poursuit pendant une longue période de la vie, coïncidant avec une riche vascularisation des ovaires ; on serait donc mal venu à invoquer un trouble de nutrition. Cependant, quand on examine les caractères de l'atrésie ovulaire au microscope, même chez les sujets très jeunes, on ne trouve aucune différence avec ceux qui distinguent l'ovaire à l'âge avancé.

On ne saurait donc affirmer que l'atrophie est nécessairement liée à la sclérose préalable des vaisseaux. La cause déterminante des altérations séniles est ailleurs.

En effet, lorsqu'on examine au microscope les organes séniles, on est frappé de trouver partout le même genre de lésions. En étudiant des coupes de reins, Metchnikoff a vu autour des tubes rénaux des macrophages qui sont en train d'englober les éléments glandulaires, de se substituer à eux, puis de constituer, à la place des cellules nobles, du tissu conjonctif. C'est ce même type d'altération que Metchnikoff a vu sur les coupes de foie et d'ovaire chez les sujets âgés.

Dans l'os, atteint de dégénérescence sénile, la substance osseuse est dévorée par des cellules géantes, d'où l'ostéoporose si répandue chez les vieillards.

Sur les coupes du cerveau de vieux animaux, Metchnikoff a vu des cellules nerveuses tantôt entourées par des macrophages, tantôt en grande partie déjà entamées par eux. Ce sont les cellules de la névroglie, sorte de tissu conjonctif des centres nerveux, qui étouffent les cellules nobles présidant aux fonctions intellectuelles et sensitives, et finissent par les détruire complètement.

En résumé, les lésions séniles se distinguent dans tous les organes par une atrophie des éléments spécifiques des tissus et leur remplacement par du tissu conjonctif hypertrophié.

Le mécanisme de l'atrophie sénile est donc en tous

points semblable à celui qui caractérise les atrophies examinées précédemment, s'effectuant dans des conditions physiologiques et pathologiques.

C'est en étudiant le mécanisme du blanchiment des cheveux que Metchnikoff a pu fournir la plus belle démonstration de l'activité des macrophages dans la vieillesse. Ce blanchiment est la première manifestation visible de la dégénérescence sénile ; aussi, offre-t-elle, plus que toute autre, une occasion particulièrement propice pour surprendre le mécanisme du vieillissement à son stade initial.

On sait que la couleur des cheveux est due à la présence d'un pigment contenu, sous forme de grains, dans les deux couches qui constituent le cheveu. A un certain moment, les cellules de la moelle des cheveux — qui sont une variété de macrophages — demeurées jusque-là immobiles, commencent à s'agiter. Elles se mettent à englober tous les grains de pigment qui se trouvent à leur portée. Après s'en être bien bourrés, les macrophages, ou cellules chromophages, se mobilisent. Ils sortent du cheveu, et s'en vont sous la peau ou bien quittent tout à fait l'organisme. Dès que les grains de pigment sont emportés au loin par les chromophages, le cheveu perd naturellement sa couleur, il blanchit.

Ce blanchiment peut s'effectuer, on le sait, en très peu de temps, en une nuit, presque subitement, à la suite d'une émotion, par exemple. Cette soudaineté est particulièrement instructive, car elle permet de saisir sur le vif le rôle de la suractivité des macrophages au cours des atrophies séniles.

Voici comment Metchnikoff se représente, par analogie avec les atrophies naturelles et pathologiques dont il a été question plus haut, la pathogénie de l'atrophie sénile.

Les diverses cellules, qui entrent dans la constitution de nos tissus, ne sont pas toutes d'une sensibilité égale: il s'en faut de beaucoup. A côté des cellules extrêmement sensibles vis-à-vis des substances toxiques, comme les ovules, il y en a d'autres, tels les globules blancs, dont la réceptivité vis-à-vis de ces mêmes substances est minime. On pourrait dresser toute une gamme de sensibilité de cellules à l'égard d'un poison donné. Il est, par exemple, facile de démontrer que les cellules nerveuses sont plus sensibles que les leucocytes. Rappelons-nous les recherches sur la toxine tétanique ou sur les sels d'arsenic. Suivant que ces produits sont portés sous la peau ou directement au contact des centres nerveux, leur effet est loin d'être le même. En ce qui concerne la sensibilité, à l'arsenic, cette différence a pu même être exprimée avec une très grande précision.

On conçoit dès lors qu'un animal qui subit une intoxication — nous reviendrons sur la nature de celle-ci plus bas — n'a pas toutes ses cellules affectées au même degré. Tout au contraire : les cellules les plus sensibles sont les premières touchées et les premières affaiblies. Comme elles se trouvent de ce fait en état d'infériorité par rapport aux cellules plus résistantes, telles que les globules blancs, il en résulte une rupture d'équilibre. Les globules blancs, sortant intacts de l'intoxication, profitent de l'inégalité qui s'établit et attaquent les cellules affaiblies. Une lutte s'engage, tenace et meurtrière. Avec l'âge du sujet, l'intoxication devenant plus accentuée, cette lutte ne peut qu'augmenter en intensité.

L'issue en est certaine d'avance : les macrophages, en leur qualité d'éléments inférieurs, finissent toujours par avoir le dessus. Ils étouffent les cellules nobles, se mettent à leur place, se fixent et se transforment en tissu conjonctif.

Dans cette guerre intestine des cellules, ce sont toujours les macrophages qui prennent l'offensive et qui remportent la victoire en amenant la sclérose des organes. Cette déchéance des cellules nobles, suivant qu'elle atteint le cerveau, le rein, le foie ou l'os, se traduit par l'affaiblissement de l'intelligence, la lenteur de la digestion, l'insuffisance des émonctoires ou la fragilité des os, autant de satellites habituels de la vieillesse.

C'est toujours le même processus microscopique qui préside à toutes les manifestations de l'atrophie sénile. C'est la mobilisation des chromophages qui fait perdre au cheveu ses granulations colorées. C'est la multiplication des noyaux et l'hypertrophie des cellules sarcoplasmiques s'emparant de la substance contractile, qui est cause de l'atrophie musculaire. C'est la mise en jeu des ostéoclastes géants dévorant la substance osseuse, qui a pour effet l'ostéoporose sénile. C'est la voracité des cellules migratrices s'attaquant aux cellules glandulaires du foie et du rein, qui fait que les éléments utiles sont remplacés par des cellules conjonctives, incapables — cela va sans dire — de suppléer aux fonctions des cellules phagocytées. C'est, enfin, la cellule névroglique, macrophage conjonctif du cerveau, qui grignote et émiette petit à petit la cellule nerveuse.

Bref, dans tous les organes qui subissent la dégénérescence sénile, on assiste à une suractivité des cellules macrophagiques qui aboutit finalement à la disparition des cellules propres de l'organe et à leur remplacement par du tissu conjonctif.

Tels sont les faits. Il s'agit de trouver maintenant la cause première de ces altérations scléreuses.

Lorsqu'on rapproche ces altérations de celles que l'on observe au cours de différents états pathologiques, on ne peut ne pas être frappé de leur similitude.

Entre un rein sénile et un rein de néphrite interstitielle, il y a, au point de vue de leur structure fine, plus qu'une ressemblance. Le remplacement, chez les vieillards, des cellules hépatiques par du tissu conjonctif ne diffère pas, au point de vue de son mécanisme, des altérations atrophiques de l'appareil glandulaire chez les alcooliques et les saturnins. Entre le cerveau d'un vieux perroquet et celui d'un paralytique général, le microscope ne saurait souvent faire aucune distinction. La porosité caractéristique des os des vieillards est calquée sur les lésions dues aux bacilles de la tuberculose ou de la lèpre : dans un cas comme dans l'autre, l'atrophie du squelette est l'œuvre des ostéoclastes.

En présence de ces faits, Metchnikoff était tout autorisé à se demander si l'atrophie sénile n'était pas aussi un processus de nature microbienne ou toxique : si, en d'autres termes, la vieillesse n'était pas tout simplement une sorte de maladie à évolution chronique. Il pouvait y penser d'autant plus que l'on sait combien souvent l'artériosclérose s'installe à la suite de maladies infectieuses, telles que la fièvre typhoïde, l'influenza, la diphtérie ou le paludisme. On sait, d'autre part, que 20 0/0 des scléroses séniles des artères sont dues au virus syphilitique, que 25 0/0 sont d'origine alcoolique.

En prenant en considération les maladies infectieuses diverses que nous venons d'énumérer, nous sommes, cependant, encore loin d'avoir le compte. Faut-il en conclure que dans les cas où le corps du délit manque, l'artériosclérose est de nature physiologique, comme le pensent la majorité des savants ?

Tel n'est pas l'avis de Metchnikoff. Pour lui, il n'existe point de sclérose physiologique des artères, pas plus qu'il n'existe de sclérose normale des organes : toutes reconnaissent une origine toxique. Il va même plus loin : si l'on remonte à la source de cette toxicité, toutes ou presque toutes les scléroses dites physiologiques sont d'origine intestinale.

Le tube digestif, le gros intestin notamment, renferme une quantité considérable de microbes. Pour en

donner une idée, d'ailleurs toute approximative, il suffit de rappeler que Matzuchita a pu isoler des matières
fécales jusqu'à 45 espèces et que, en plus, un grand
nombre d'espèces n'ont jamais pu être cultivées en
dehors de l'organisme.

Pour s'approcher de la réalité, on essaya de compter
les microbes. Vignal et Sueckdorf évaluent le nombre de
microbes, que l'homme rejette journellement, à 30-50
milliards. D'après Klein, ce chiffre est au-dessous de
la vérité : il est de 88 milliards. D'après Strasburger,
auquel on doit des recherches minutieuses sur la flore
intestinale, le tiers de la substance sèche des matières
fécales, que l'homme élimine, est constitué par des
corps de microbes. Ceux-ci représentent, pour les
24 heures, un poids de 8 grammes, et, en nombre, le
chiffre respectable de 128 milliards.

Ce bol fécal de microbes, si imposant, traverse-t-il
le canal intestinal sans laisser de trace dans l'économie ?

Pendant longtemps on l'a cru. Même plus, on a
soutenu que ces microbes sont utiles et qu'ils facilitent
la besogne des sucs digestifs.

Metchnikoff n'est pas de cet avis, comme nous allons
le voir. Il estime que l'animal n'assiste pas impassible
à ce défilé sans fin des milliards de toutes sortes de
microbes, qu'il s'en ressent, au contraire, à la longue
et d'une manière fâcheuse.

Notons qu'il n'existe pas de faits patents en faveur
du rôle digestif des microbes intestinaux. On peut, par
contre, citer des cas montrant que le concours des

microbes n'est pas nécessaire à la bonne digestion.

L'élevage des animaux dans des conditions d'absolue stérilité, réalisé en partie dans le laboratoire de Metchnikoff, prouve surabondamment l'inutilité des microbes intestinaux.

On connaît des animaux dont le canal intestinal est, pour ainsi dire, vierge de microbes, quoiqu'ils vivent dans un milieu extrêmement souillé. Le cas de ces animaux est d'autant plus démonstratif que souvent ils sont appelés à utiliser des éléments très durs à digérer. Metchnikoff cite les larves de diverses mites, vivant dans les tissus poussiéreux, véritables nids à microbes, qui ont cependant un canal intestinal très pauvre en microbes. Sous ce rapport, la larve de la mite de la cire, qui vit dans les ruches, est particulièrement instructive : son pouvoir digestif est si intense qu'elle attaque avec succès jusqu'aux bacilles tuberculeux. Or, cette digestion s'opère sans la moindre intervention des microbes intestinaux, ceux-ci étant absents.

Le scorpion a aussi la digestion facile, tout en ayant un canal intestinal à peu près stérile.

L'histoire des ascarides, surtout du cheval, n'est pas moins intéressante. Ces vers grouillent, au milieu d'une véritable purée de microbes, dans l'intestin grêle du cheval. Si l'ascaride avait besoin du concours des microbes pour digérer sa nourriture, il aurait trouvé facilement où en puiser et largement. Or, lorsqu'on fait un frottis avec le contenu de son tube digestif, on ne peut s'empêcher d'être frappé du petit nombre de microbes, très clairsemés, que l'on trouve sur la préparation.

Il ressort donc de l'ensemble de ces faits que la flore intestinale n'est pas du tout indispensable à la digestion. Cette conclusion se trouve corroborée, en ce qui concerne l'homme, par le fait suivant. Les microbes sont extrêmement abondants dans le gros intestin, sorte de réservoir de déchets nutritifs, ne participant aucunement à l'utilisation des aliments : ils sont, par contre, à peine représentés dans les différentes portions de l'intestin grêle, qui sont des appareils de digestion par excellence.

Les microbes intestinaux sont-ils nuisibles?

Metchnikoff en est profondément convaincu, mais il convient que, en l'état actuel de la science, il n'est pas encore possible d'en apporter la preuve décisive. Cette preuve devrait être la reproduction expérimentale des lésions imputées à la flore intestinale. Aussi, à défaut de cette démonstration directe, se voit-il dans la nécessité d'avoir recours à des témoignages indirects. N'empêche qu'à force de multiplier ceux-ci, Metchnikoff est parvenu à constituer un faisceau d'arguments, tellement irrécusables, qu'ils valent presque l'expérience cruciale à laquelle nous venons de faire allusion.

L'effet nocif de la flore intestinale peut venir *a priori*, d'une part, des microbes, et d'autre part, de leurs produits de sécrétion. Examinons chacun de ces facteurs.

En cas de lésions des parois intestinales, si insignifiantes soient-elles, les microbes peuvent pénétrer dans la circulation générale. De telles lésions ne sont pas rares. Elles peuvent être occasionnées par l'ingestion de corpuscules tranchants, tels que os broyés, pépins, etc. A la faveur de ces solutions de continuité minuscules, les microbes de l'intestin peuvent faire irruption dans le sang par assez petites doses pour que l'organisme ne s'en ressente pas d'une manière appréciable.

La pénétration des microbes dans le courant lymphatique ou sanguin est possible, alors même que les parois intestinales conservent toute leur intégrité. Metchnikoff rappelle les expériences de Nocard et de ses élèves, Porcher et Desoubry, sur la présence de microbes dans le sang, dans les heures qui suivent la digestion. Comme le montrent ces expériences, faites sur le cheval et le chien, les microbes sont capables de traverser l'intestin même intact et apparaître ensuite dans le chyle et dans le sang d'animaux en parfaite santé.

Mais ce ne sont pas tant les microbes eux-mêmes que leurs produits qui exercent une action nuisible, d'après Metchnikoff.

Et d'abord, est-il possible que les produits élaborés dans l'intestin puissent être résorbés dans le sang ?

Metchnikoff cite en faveur de la possibilité d'une pareille résorption des cas d'empoisonnement par les champignons, par les aliments avariés, par les conserves, etc. Il rappelle les intoxications par le bacille du botulisme, par le bacille paratyphique, par la ricine, par l'abrine. Il insiste surtout sur une maladie dite « entéké » qui sévit sur les veaux d'Argentine et qui offre, dans cet ordre d'idées, le plus haut intérêt.

Il s'agit d'une maladie aiguë, localisée dans l'intestin, due à une *Pasteurella* bovine. La plupart des animaux en guérissent. Seulement, cette guérison n'est qu'apparente. Au bout de plusieurs mois ou de plusieurs années, les veaux, devenus adultes, retombent malades. Ils sont pris de faiblesse extrême, puis ils meurent. A l'autopsie, on constate — c'est là que réside le principal intérêt de la maladie — une artériosclérose très accusée des grosses artères.

Voilà donc, après la fièvre typhoïde, un nouvel exemple, beaucoup plus typique, d'une sclérose artérielle chronique due à un microbe de provenance intestinale.

L'entéké des veaux, ainsi que la fièvre typhoïde, sont certes, pourra-t-on objecter, des infections à point de départ intestinal : mais, les microbes, qui provoquent ces maladies, ne sont pas des hôtes habituels de l'intestin.

L'objection est juste, et Metchnikoff se l'est faite à lui-même. Il ne considère pas, d'ailleurs, ces cas pathologiques comme étant la preuve de l'origine intestinale de l'artériosclérose normale. Ce sont pour lui des poteaux indicateurs devant aiguiller le chercheur, parce que susceptibles de le conduire plus tard à la démonstration décisive.

Metchnikoff comprit qu'il fallait serrer le problème de plus près, c'est-à-dire qu'il fallait se cantonner dans l'étude de la flore de l'intestin dans les conditions normales, étudier les produits de sécrétion des microbes habituels et l'influence de ces derniers seuls sur l'organisme.

Depuis longtemps, on soupçonnait l'origine microbienne des substances telles que les dérivés du phénol, crésol, indol, scatol et d'autres que l'on trouve normalement dans les excréta.

Ewald, ayant eu l'occasion d'examiner l'urine d'une personne munie d'une fistule intestinale, a fait la remarque suivante. Tant que le gros intestin ne fonctionnait pas, l'urine ne renfermait ni phénol, ni indol ; mais dès que la fistule fut fermée, et la communication avec le gros intestin rétablie, on vit apparaître aussitôt dans l'urine le phénol et l'indican. La conclusion s'imposait : c'est le gros intestin qui est le siège de la fabrication de ces deux substances.

Le même fait fut observé par Nencki dans un cas de fistule de l'iléon.

Mais ce sont surtout les cobayes élevés stérilement, dans les expériences de Nuttall et Thierfelder, qui en ont fourni la preuve directe : dans leurs urines, il n'a été constaté ni indol, ni scatol, ni aucun des corps mentionnés plus haut.

Cette constatation fut corroborée par des recherches sur des roussettes, faites dans le laboratoire de Metchnikoff. Chez ces animaux, qui possèdent une flore intestinale extrêmement pauvre, il n'a été trouvé dans les excréta ni indican, ni scatoxyle, ni phénol.

Il est donc hors de doute que ces substances sont

élaborées dans le gros intestin par les microbes qui s'y trouvent normalement et que, après avoir traversé la paroi intestinale, elles sont résorbées dans le sang, puis éliminées par les reins.

Metchnikoff se demanda si ces substances, qui sont plus ou moins toxiques, n'exercent pas, au cours de leurs pérégrinations, un effet nuisible sur les organes : si, notamment, elles ne sont pas susceptibles d'engendrer des altérations scléreuses.

Pour vérifier cette hypothèse, il s'adressa aux animaux de laboratoire. Si elle était vraie, on allait pouvoir faire vieillir les animaux d'emblée, en leur administrant des substances aromatiques. C'est donc la vieillesse expérimentale que Metchnikoff eut l'audacieuse idée de vouloir reproduire à volonté. Voilà comment il s'y prit.

Il fait ingérer à des lapins et à des cobayes de petites doses d'indol et de scatol. Les animaux sont soumis à ce régime pendant plusieurs mois. Au bout de ce délai, ils sont sacrifiés.

Voici ce qu'il trouva à l'autopsie : le scatol n'amène que des lésions insignifiantes dans les organes ; par contre, l'indol provoque chez le lapin un athérome aortique des plus nets.

Ce n'est pas tout : l'indol donne lieu, aussi bien chez le cobaye que chez le lapin, à une infiltration des espaces périvasculaires du foie par des cellules mononucléaires, puis à une hypertrophie consécutive du tissu fibreux. Des lésions de même ordre, mais d'intensité moindre, sont observées dans les reins.

L'hypothèse de Metchnikoff relative à l'action sclérosante des substances aromatiques se trouve donc confirmée par l'expérience. Plus que jamais on peut donc soutenir que les microbes de notre flore intestinale, surtout des microbes tels que le *Bacillus welchii (perfringens)* et le *B. coli*, sont susceptibles de créer dans le foie, dans le rein, dans les artères, des lésions chroniques, semblables à celles que l'on rencontre dans la dégénérescence sénile.

L'artériosclérose, dite physiologique, ne reconnaît pas, d'après Metchnikoff, d'autre raison que l'intoxication lente et discontinue par les substances aromatiques, en particulier par le phénol et l'indol.

Du moment que les microbes contenus dans le gros intestin contribuent à créer des lésions scléreuses, à faire vieillir nos organes, il doit exister nécessairement un rapport entre l'intensité de ces lésions et la richesse de la flore intestinale. En d'autres termes, un animal qui possède beaucoup de microbes est appelé à subir plus tôt l'usure scléreuse qu'un animal qui a une flore intestinale pauvre.

On sait — l'Anatomie comparée nous l'enseigne — que le gros intestin à proprement parler n'existe que chez les Mammifères : chez eux seuls il est très développé. Les Oiseaux, les Reptiles et les autres Vertébrés inférieurs n'en possèdent pas.

La flore intestinale se comporte chez tous ces animaux en conséquence. Prenons, en effet, deux animaux de même taille : un mammifère et un oiseau, une souris et un canari. Examinons comparativement les différents segments de leur tube digestif, au point de vue de leur teneur en microbes. Chez la souris, l'estomac renferme un grand nombre de microbes ; la portion supérieure de l'intestin grêle, très peu : la portion inférieure est, par contre, riche en microbes, mais c'est le cæcum et surtout le gros intestin qui en fourmillent.

Chez le canari, le tableau est tout différent. Dans l'estomac et dans la partie supérieure de l'intestin grêle, on trouve de rares microbes de place en place ; on en trouve davantage dans la partie inférieure. Par contre, le cæcum, qui est représenté par deux culs de sac rudimentaires, est dénué de toute flore microbienne. Quant au gros intestin à proprement parler, il n'existe pas.

Comment cette inégalité de flore intestinale chez la souris et le canari se répercute-t-elle sur la sclérose des organes ou, autrement dit, sur la longévité de ces animaux ? La souris vit 3 ou 4 ans, tout au plus. Le canari vit 15 ans ; il peut atteindre 20 ans et même les dépasser.

Une longévité pareille, sinon plus grande, s'observe chez les poissons dorés, chez les reptiles. Certains oiseaux, tels le perroquet ou le corbeau, peuvent vivre 60 à 100 ans. On cite des tortues arrivées à l'âge de 250 ans.

Or, les grands mammifères — le cheval, par exemple — atteignent rarement l'âge de 20 ans. Quant aux mammifères de taille moyenne ou de petite taille, leur cycle de vie est encore plus court. D'une manière générale, les mammifères, animaux à gros intestin et à flore microbienne riche, vivent beaucoup moins vieux que les Vertébrés inférieurs qui ne possèdent pas de gros intestin et, par conséquent, de microbes intestinaux.

Plus le gros intestin est long, se résume Metchnikoff, plus la vie est courte.

Cependant l'énoncé simple de cet aphorisme ne satisfait pas Metchnikoff. Si le gros intestin n'est qu'un dépotoir des déchets alimentaires, et surtout un réservoir de microbes nuisibles à l'organisme, quelle peut donc être sa raison d'être chez l'homme, par exemple ?

Elle est nulle, n'hésite pas à répondre Metchnikoff.

Le gros intestin avait sa raison d'être autrefois, chez nos ancêtres zoologiques qui en eurent besoin dans la lutte pour la vie. Appelés à courir vite pour échapper à leurs ennemis ou pour faire la chasse à d'autres animaux, les Mammifères se trouvaient dans l'impossibilité de vider fréquemment leur intestin, comme le font, par exemple, les oiseaux. Ils avaient donc besoin d'un récipient pour y déposer provisoirement leurs déchets de digestion. Le gros intestin s'est donc formé par besoin d'adaptation aux conditions de vie de ces animaux coureurs.

Le développement de cet organe avec ses multiples débris nutritifs eut pour effet le développement d'une flore microbienne, d'autant plus riche que les microbes y trouvaient un milieu de culture de choix.

Mais l'homme, que ses conditions de vie n'obligent

pas à garder longtemps les résidus de la digestion, n'a nullement besoin de cet organe ancestral. Il en a d'autant moins besoin que, en hébergeant une multitude de microbes, cet organe provoque une usure précoce des organes et abrège de la sorte son existence.

En effet, les milliards de microbes qui pullulent sans arrêt dans le gros intestin et distillent à jet continu dans le sang des substances toxiques, affaiblissent les cellules nobles de nos tissus ; ils exaltent en même temps l'activité des macrophages. Il se passe, pour les microbes intestinaux et la sclérose des organes, ce qui a lieu, par exemple, pour les bacilles tuberculeux et les os ; les microbes intestinaux n'agissent guère directement sur les cellules ; ils n'agissent que par les produits qu'ils sécrètent. Dans un cas, ce sont les ostéoclastes, excités par le poison tuberculeux, qui s'emparent des lamelles osseuses et les détruisent ; dans l'autre cas, ce sont les poisons intestinaux qui incitent les macrophages à attaquer les éléments affaiblis et à substituer aux cellules nobles des cellules de tissu conjonctif.

C'est donc notre organisme qui porte en lui-même la cause de sa propre destruction, tout comme « la grappe de raisin », dit Metchnikoff, « porte à sa surface les germes de la fermentation alcoolique qui détruit le suc contenu dans le fruit ».

CHAPITRE V

PATHOLOGIE

A. *Syphilis.* — Syphilis expérimentale chez les animaux. Syphilis des singes inférieurs (*M. sinicus, M. rhesus, M. cynocephalus*). — Parenté des singes supérieurs avec l'homme. Chancre induré chez le chimpanzé. Adénopathie. Manifestations secondaires : plaques muqueuses et syphilides papulo-squameuses. Date d'apparition, étendue et durée de ces manifestations. Troubles moteurs. Réceptivité des chimpanzé. Lésions microscopiques. — Vaccination par le virus atténué. Traitement préventif par l'onguent mercuriel ou la pommade au calomel.

B. *Choléra asiatique* — Cause de l'immunité naturelle. Rôle de la flore intestinale. Cobayes et lapins nouveau-nés. Tableau du choléra chez les lapins à la mamelle. Inégalité de la réceptivité. Forme diarrhéique et forme sèche. Microbes favorisants *in vitro* ; leur action *in vivo*. Importance des associations microbiennes. Choléra des cobayes nouveau-nés. Epidémiologie.

C. *Choléra infantile.* — Nature de la maladie. Reproduction expérimentale chez le chimpanzé. Influence du régime et de la saison. Résistance des singes inférieurs. Réceptivité de petits lapins. Sensibilité individuelle. Lésions anatomo-pathologiques. — Agent pathogène. Fréquence de *Proteus* dans les selles des malades. Flore intestinale chez le chimpanzé, chez le lapin à la mamelle, avant et après l'infection. — Reproduction expérimentale au moyen des cultures pures de *Proteus* et des cultures combinées. Analogie entre le choléra infantile et asiatique. Epidémiologie. Prophylaxie.

D. *Fièvre typhoïde.* — Reproduction expérimentale chez le chimpanzé au moyen des matières. Caractères cliniques et bactériologiques : incubation, période d'état, fièvre continue, séroréaction, hémoculture. — Virus altrant. Bacille d'Eberth, agent pathogène. Preuve expérimentale. Lésions *post mortem*. Essai de reproduction de la maladie chez les singes inférieurs et les rongeurs. — Vaccination des chimpanzés par des cultures tuées et autolysats sous la peau ; par des cultures chauffées par la bouche. Injection de bacilles vivants sous la peau. Vaccination au moyen des bacilles vivants sensibilisés. Objections. Innocuité du virus-vaccin sensibilisé.

La syphilis avait depuis longtemps tenté les expérimentateurs. Leur curiosité se trouvait accrue par l'ignorance absolue qui régnait au sujet de la nature du virus. Cette ignorance n'a pas empêché de chercher à reproduire la maladie. Les savants et les cliniciens ont fait appel à des animaux variés : à des mammifères d'abord : chats, chiens, cobayes et porcs, en particulier ; à des oiseaux de différentes espèces : on a mis à contribution jusqu'aux grenouilles et aux salamandres. Tout fut en vain.

C'est alors que d'aucuns eurent l'idée de s'adresser aux singes inférieurs, en raison de leur affinité zoologique avec l'homme. Quelques essais furent tentés dans cette voie. Il faut croire qu'ils n'étaient pas assez probants, car ils restèrent à l'état d'expériences isolées.

Metchnikoff qui voyait dans la syphilis une affection sclérogène, par excellence, devait naturellement se sentir attiré d'une manière toute particulière vers cette maladie. En collaboration avec E. Roux, il résolut d'affronter l'étude de la syphilis où tout était à faire. Leurs investigations ont porté, en effet, sur tous les côtés du problème : la réceptivité des animaux, les propriétés du virus, la vaccination, le traitement préventif, la sérothérapie.

Ces recherches étaient hérissées de difficultés, inhérentes surtout à la nature du matériel employé. Metchnikoff et Roux n'en réussirent pas moins à faire une série de constatations de la plus haute portée.

Certains côtés du problème n'ont pas encore reçu de

solution définitive. Le récit des expériences s'y rapportant serait de nature à offrir un intérêt indiscutable, d'autant plus qu'elles doivent servir de point de départ aux recherches à venir. Mais dans ce court exposé, nous avons à nous en tenir aux faits déjà solidement établis.

Le problème qui se posa tout d'abord aux expérimentateurs fut de reproduire la maladie telle qu'elle se présente chez l'homme. C'est ce que firent Metchnikoff et Roux en s'adressant aux singes inférieurs et anthropomorphes. Voici quels furent les résultats de ces recherches.

Les macaques à longue queue (*Macacus sinicus*, ou bonnet chinois), inoculés avec du virus syphilitique, présentent, une vingtaine de jours après, au point d'inoculation, des papules entourées d'œdème et recouvertes de petites croûtes : celles-ci ne tardent pas d'ailleurs à tomber. Les ganglions restent la plupart du temps indemnes. Dans quelques cas seulement, il y a de l'adénopathie, du reste peu marquée; les ganglions sont gros comme des grains de millet. Sur vingt singes de cette espèce, les accidents secondaires n'ont pas été observés une seule fois.

Les vieux bonnets chinois se montrent complètement réfractaires à la syphilis.

Les macaques à queue courte (*Macacus rhesus*) accusent également une réceptivité faible. Sur trois singes inoculés par scarification en différents points du corps, un seul a présenté, vingt-trois jours après, un chancre induré. Il était, d'ailleurs, déjà complètement guéri au bout de trois semaines, sans qu'il y ait eu engorgement ganglionnaire et sans qu'il y ait eu, dans la suite, des accidents secondaires.

Sur quinze macaques appartenant à l'espèce *Macacus cynomolgus*, dix ont répondu à l'inoculation par des chancres siégeant seulement au point d'inoculation. Quelques-uns ont présenté, en plus, une hypertrophie ganglionnaire. Aucun n'a eu d'accidents secondaires.

Chez les papions, ou cynocéphales, qui ont la tête de chien si caractéristique, les lésions sont sensiblement les mêmes que chez les macaques, bien qu'ils soient considérés comme d'espèce supérieure à celle des macaques.

En résumé, sur plus de cent vingt macaques et papions, inoculés avec du virus syphilitique, il n'a jamais été observé d'accidents secondaires proprement dits. Même, l'adénopathie au voisinage du chancre, lorsque celui-ci existait, faisait défaut dans bien des cas. On conçoit aisément dans ces conditions pourquoi, chez les singes inférieurs, les expérimentateurs étaient dans l'impossibilité de formuler des conclusions fermes.

Avec une netteté autrement saisissante se présente la syphilis expérimentale chez les singes supérieurs, en particulier chez le chimpanzé.

Ces singes sont de proches parents des humains ; c'est l'anatomie comparée qui nous l'enseigne. Cette parenté a été, de plus, confirmée par les recherches sur le sang. Celles-ci ont montré que les animaux préparés avec du sang humain acquièrent des propriétés spéciales — hémolytiques, agglutinantes, précipitantes — vis-à-vis du sang humain. Fait intéressant, le sérum des animaux ainsi préparés accuse les mêmes propriétés vis-à-vis des globules et du sang des anthropoïdes. Or, quand on pense combien, en général, ces propriétés sont spécifiques, on ne saurait plus nier qu'il existe réellement des liens biologiques très intimes entre l'homme et les singes anthropomorphes.

Vu cette grande parenté, Metchnikoff et Roux se sont dit que, si les singes inférieurs ne contractent pas toujours les maladies humaines, les singes supérieurs ne sauraient y échapper. Ils ne se trompèrent pas, au moins en ce qui concerne la syphilis.

Le premier anthropomorphe syphilisé fut un chimpanzé femelle. Elle fut inoculée, par scarification épidermique, au niveau du prépuce clitoridien, avec de la sérosité prise sur un chancre induré de l'homme, et, en même temps, au niveau du rebord sourcilier, avec de la sérosité de plaque muqueuse. Les petites plaies consécutives aux scarifications se cicatrisèrent rapidement, et toutes traces des solutions de continuité s'effacèrent en quelques jours. Une période d'accalmie s'établit qui dura trois semaines.

Un matin — ce fut le 26ᵉ matin après l'inoculation — en faisant la ronde journalière de la singerie, Metchnikoff et Roux remarquèrent, à l'endroit des inoculations, des vésicules ovales, transparentes, entourées d'une zone rougeâtre. Bientôt les vésicules s'affaissèrent, cédant place à des érosions bordées de tissu induré, sur la nature desquelles il était difficile de se méprendre. Ce fut le premier exemple de chancre induré chez le chimpanzé.

L'expérience fut ensuite répétée sur d'autres chimpanzés, ainsi que sur d'autres anthropoïdes — orangs-outangs et gibbons. Chez la plupart, l'accident primaire débutait par des vésicules ou par de petites taches roses, se recouvrant, peu de temps après, de toutes petites squames. Ces squames se transformaient en croûtes qui, en se fendillant, laissaient suinter une sérosité claire. Au bout de quelques jours, on assistait à la formation d'un chancre induré. Celui-ci persistait, avec les caractères qu'on lui connaît, pendant des semaines et des mois.

Plusieurs jours après l'apparition de la lésion primaire, les ganglions lymphatiques de la région voisine s'hypertrophiaient. Au palper, on sentait des nodules durs, mobiles, roulant sous le doigt : ils étaient indolores. L'adénopathie se généralisant, il n'était pas rare de trouver des ganglions jusque dans des régions très éloignées de la lésion.

Les manifestations secondaires, sans être aussi constantes que les primaires — elles ont été constatées dans un tiers des cas environ — n'en présentèrent pas moins chez le chimpanzé une grande analogie avec celles de l'homme. Elles firent leur apparition un mois environ après la lésion primaire. Elles revêtirent la forme des plaques muqueuses, siégeant dans la bouche, sur les lèvres, le voile du palais, la langue, ou bien la forme de papules sèches ou ulcérées, disséminées sur tout le corps. Il est à noter que ces lésions secondaires n'étaient généralement pas très étendues et n'offraient pas de caractères de grande gravité. Elles persistèrent pendant plusieurs semaines, puis disparurent en laissant à leur place des cicatrices.

En dehors des lésions intéressant la peau et les muqueuses, la syphilis chez le chimpanzé se traduit parfois par des troubles nerveux — parésie des membres postérieurs et difficulté de la marche.

Les organes internes restent indemnes : seule la rate est hypertrophiée. Jamais il n'a été observé chez les singes anthropoïdes d'accidents tertiaires.

Il est donc impossible de ne pas reconnaître une grande analogie entre la syphilis des chimpanzés et la syphilis de l'homme.

La réceptivité de ces singes est telle que, sur 22 chimpanzés inoculés avec du virus d'origine variée, il n'y eut pas un seul échec : tous, après une incubation de trente jours en moyenne, ont présenté des manifestations primaires et de l'adénopathie : huit d'entre eux ont eu, en plus, des manifestations secondaires : plaques muqueuses, syphilides papulo-squameuses et psoriasis palmaire.

Ajoutons que l'étude histologique de ces lésions a démontré une grande ressemblance avec celles de la syphilis humaine. Dans les deux cas, les lésions étaient constituées par une accumulation des éléments mononucléés et par une périartérite caractéristique.

Nous voyons donc qu'en s'adressant au chimpanzé, on est toujours certain de reproduire la syphilis expérimentale : c'est là le principal avantage des expériences que nous venons de relater. Comme on possède dans le chimpanzé un réactif sûr, qui ne trompe jamais, la voie était dès lors libre pour aborder les problèmes touchant le traitement. C'est ce que firent Metchnikoff et Roux.

En mettant en regard les lésions multiples et tenaces observées chez le chimpanzé d'une part, et d'autre part, les accidents de peu d'importance et fugaces qui caractérisent la syphilis chez les singes inférieurs, une question n'a pas manqué de se poser à l'esprit : le virus donnant lieu à des symptômes si bénins chez les macaques, ne serait-il pas un virus atténué, et comme tel, ne constituerait-il pas un vaccin, à la manière du vaccin anticharbonneux, par exemple ?

Une étude des variétés morbides chez les singes inférieurs d'espèces différentes offrirait donc, ainsi envisagée, un grand intérêt, en vue de la lutte possible contre la syphilis. Si le virus du bonnet chinois, pour ne citer que cet exemple, se montrait trop pathogène, on pourrait avoir recours à des espèces encore moins sensibles.

Les expériences dans cet ordre d'idées ouvrent de larges perspectives. Un certain nombre d'essais ont été déjà faits dans cette voie par Metchnikoff et Roux. Il est à souhaiter qu'on les poursuive sur une grande échelle, vu l'importance du problème au point de vue pratique. Mais les expériences déjà faites par ces savants, suffisent, déclarent-ils, « à démontrer la possibilité d'obtenir une atténuation du virus syphilitique par passage à travers le macaque et de produire une immunité artificielle à l'aide du virus atténué ».

Parmi les essais de traitement préventif, il en existe un qui a fait déjà ses preuves. Nous voulons parler de la destruction directe du virus sur place, quelque temps après la contamination.

Voici une expérience de Metchnikoff et Roux qui en dit plus long que la meilleure description.

Deux chimpanzés sont inoculés aux deux arcades sourcilières avec du virus syphilitique, dans des conditions absolument identiques. Trois quarts d'heure après, on frictionne les parties inoculées d'un des deux chimpanzés avec de l'onguent mercuriel double. On laisse l'autre, en qualité de témoin. Vingt-huit jours plus tard, ce dernier présente, aux deux arcades, des chancres d'une netteté incontestable, tandis que le chimpanzé ayant subi la friction reste définitivement indemne.

Donc, le traitement mercuriel, appliqué peu de temps après la contamination, détruit le virus et empêche l'éclosion de la syphilis.

Malgré la netteté de l'expérience, un doute était cependant permis : on pouvait se demander si le chimpanzé frictionné devait son salut à l'onguent, ou bien s'il avait échappé à la syphilis simplement parce qu'il était, si peu vraisemblable que cela pût paraître, réfractaire à la maladie.

Une expérience de contrôle s'imposait donc. Metchnikoff et Roux l'ont faite. Une cinquantaine de jours après la première inoculation, ils en refirent une seconde chez le même animal, mais cette fois sans la faire suivre de traitement mercuriel ; puis, ils attendirent.

Juste trente jours après, ils virent apparaître, au point d'inoculation, un chancre induré des plus typiques, suivi, six jours plus tard, d'une hypertrophie du paquet ganglionnaire de la région correspondante. Un mois après, ce chimpanzé eut sur la lèvre supérieure une belle plaque muqueuse qui ne laissa subsister aucun doute sur sa réceptivité.

Donc, si à la suite de la première inoculation suivie de friction mercurielle, le chimpanzé demeura indemne, c'est parce que le virus fut effectivement détruit par l'application de l'onguent.

Dans une autre expérience, un chimpanzé fut inoculé aux deux arcades sourcilières avec du virus de chancre induré de deux personnes syphilitiques. Une heure trois quarts d'heure après, les parties inoculées furent frictionnées pendant cinq minutes avec une pommade composée de 10 parties de calomel et de 20 parties de lanoline. L'animal, ainsi traité à titre préventif, ne présenta jamais le moindre accident syphilitique.

La pommade au calomel a l'avantage d'être beaucoup moins irritante que l'onguent mercuriel.

Rappelons, en terminant, que la pommade au calomel a été employée avec beaucoup de succès dans la marine et dans l'armée américaine, avant et surtout pendant la guerre. Il est hors de doute que ce traitement prophylactique est appelé à jouer un rôle capital dans l'avenir.

B. — *Choléra asiatique*

Si les maladies infectieuses, en général, présentaient un grand intérêt pour Metchnikoff, en raison de leur pouvoir d'user les cellules nobles des tissus et de durcir prématurément les artères, les infections telles que le choléra, les diarrhées des nourrissons, les fièvres typhoïde et paratyphoïde offraient pour lui un intérêt particulier, en raison de leur point de départ intestinal. Rappelons que c'est par des recherches sur le choléra que Metchnikoff inaugura sa carrière de bactériologiste proprement dite. C'est à cette époque, déjà lointaine, que remontent ses premières investigations sur la flore intestinale qu'il avait poursuivies dans la suite avec une passion toujours croissante jusqu'à la fin de ses jours.

Pourquoi les animaux de laboratoire ne prennent-ils pas le choléra intestinal ? On sait, en effet, que les lapins et cobayes ont beau avaler des quantités énormes de vibrions, jamais ils ne manifestent de troubles rappelant le choléra humain. Ces animaux sont cependant loin d'être insensibles à l'infection vibrionienne quand celle-ci s'opère par la voie sanguine et surtout par la voie péritonéale.

Où est la cause de cette immunité vis-à-vis du choléra intestinal ? Metchnikoff était d'avis qu'il fallait la chercher dans l'intestin, non pas dans les parois, comme pensaient d'aucuns, mais dans son contenu intestinal même. D'après lui, ce sont les microbes, hôtes habituels du tube digestif, qui exercent une action néfaste sur les vibrions, salutaire pour l'organisme.

Pour vérifier cette hypothèse, on n'avait qu'à supprimer l'action de la flore intestinale ou, du moins, la réduire dans la plus large mesure possible.

Obtenir un canal intestinal exempt ou même très pauvre en microbes, en nourrissant les animaux avec des aliments stériles, il ne fallait pas y songer. De même, il ne fallait pas compter réaliser une asepsie intestinale au moyen de produits chimiques. Metchnikoff eut donc l'idée de s'adresser à des animaux dont l'intestin est naturellement aseptique, c'est-à-dire à des animaux suffisamment jeunes pour que leur tube digestif ne soit pas encore contaminé par les aliments venant du dehors.

Il avait le choix entre le cobaye et le lapin. Metchnikoff n'hésita pas : ses préférences allèrent vers le lapin et pour cause. C'est que le cobaye, dès qu'il vient au monde, se comporte comme s'il avait déjà l'expérience de la vie : il touche à tout, il court, il avale ce qui est à sa portée ; bref, il fait tout ce qu'il peut pour souiller son appareil gastro-intestinal.

Le petit lapin, par contre, n'a aucune velléité d'indépendance : il reste immobile parmi la nichée et ne se nourrit que du lait de sa mère. Il n'échappe pas, certes, à la contamination ambiante ; mais, en raison de son genre de vie, il conserve pendant quelque temps un canal, sinon vierge, du moins très pauvre en microbes. Le lapin à la mamelle réalise donc, beaucoup mieux que le cobaye, les conditions que recherchait Metchnikoff.

L'expérience entreprise sur une grande échelle justifia ce choix.

Lorsqu'on fait avaler à des lapins, âgés de 2 à 4 jours, des vibrions cholériques, on leur fait contracter, dans la moitié des cas, le choléra intestinal mortel. La maladie évolue pendant plusieurs jours. On voit d'abord apparaître de la diarrhée. L'animal devient triste ; il reste complètement immobile, les yeux demi-clos. La température baisse, descend à 30° et au-dessous. La période agonique est longue : pendant celle-ci la diarrhée cesse. Ce n'est que vers le sixième jour, quelquefois plus tard, que survient la mort.

Détail à noter, la réceptivité est loin d'être toujours égale, même chez les petits issus de la même mère : il arrive fréquemment de voir, à côté de lapins succombant avec les symptômes classiques, d'autres, dans la même nichée, qui résistent bel et bien au choléra. Chez ces derniers, la diarrhée cholérique est remplacée parfois par la diarrhée fétide, ce qui fait penser à l'intervention de microbes autres que les vibrions.

En étudiant le mode de développement des vibrions *in vitro*, Metchnikoff s'est aperçu que certains microbes, provenant notamment de l'estomac, avaient le don de favoriser sensiblement la culture des vibrions. Il s'est demandé si, en associant ces microbes favorisants, il ne saurait obtenir aussi, *in vivo*, des résultats meilleurs et plus constants qu'avec les vibrions seuls.

L'expérience a confirmé cette idée.

Dans ses expériences Metchnikoff faisait usage de trois microbes favorisants : *a)* une torula, champignon exhalant une odeur de roses sèches ; *b)* une sarcine munie d'une capsule très développée ; *c)* un bacille lactique appartenant au groupe des *coli*.

Pour préparer le terrain, Metchnikoff administre d'abord à ses petits lapins *per os* des cultures favorisantes : aussitôt après, il leur fait ingérer des vibrions cholériques.

Peu d'animaux résistent à l'épreuve dans ces conditions. Sur vingt-deux petits lapins, deux seulement eurent la vie sauve.

Les microbes favorisants assurent à l'expérience une issue plus certaine. Ils ont, en plus, pour effet d'écourter l'évolution de la maladie : au lieu de dix jours, il n'est pas rare de voir les lapins périr en 36-48 heures.

C'est le choléra avec diarrhée profuse qui est la forme la plus fréquente. Le liquide diarrhéique est séreux, incolore, inodore, et renferme des grumeaux de mucus jaune clair. Sur 55 lapins cholériques, cette forme a été observée 42 fois. Dans les autres cas (13 fois), le tableau fut celui du choléra sec, à évolution rapide, emportant l'animal en très peu de temps.

Les altérations anatomo-pathologiques se résument en celles de l'intestin grêle. L'organe principalement touché. Il est distendu, de même que le cæcum, hyperémié, couleur hortensia, contient un liquide louche, glaireux. Le contenu intestinal rappelle souvent l'aspect riziforme du choléra humain. C'est aussi dans l'intestin grêle qu'est le siège principal des vibrions. Dans la grande majorité des cas, les vibrions y sont à l'état de culture pure. On en trouve un grand nombre dans le cæcum, mais là ils sont souvent associés à d'autres microbes.

Fait curieux : on aurait beau chercher les microbes favorisants — la torula, la sarcine et le bacille lactique — dans le contenu intestinal ou dans les excréments, ce serait peine perdue : on n'en relève trace ni à l'aide du microscope, ni à l'aide de cultures. Ces microbes interviennent au début du processus : ils facilitent la mise en train de l'infection ; mais, dès que les vibrions se sont adaptés au nouveau terrain, ils disparaissent, tués par les vibrions mêmes.

Quelque chose d'analogue existe dans l'histoire du tétanos. Les spores tétaniques, injectées seules à l'animal, rencontrent dans les phagocytes un obstacle sérieux à la germination ; mais, pour peu qu'on leur adjoigne certains microbes anodins, l'action tétanigène ne tarde pas à paraître. Comme dans le choléra des petits lapins, ces microbes banaux ajoutés aux spores, devenus inutiles, rentrent dans l'ombre, disparaissent même complètement, laissant le champ libre aux bacilles tétaniques.

C'est à propos du choléra que Metchnikoff a formulé pour la première fois, d'une manière aussi ingénieuse que concrète, sa conception sur l'importance des associations microbiennes. Vingt-cinq ans se sont écoulés depuis. On a la sensation que cette idée féconde est encore loin d'avoir donné son plein rendement. On aurait tout intérêt à l'approfondir et à l'étendre à d'autres maladies infectieuses.

On ne saurait dire aujourd'hui quel est exactement le mécanisme de cette action favorisante qui fait éclore le choléra intestinal chez les lapins nouveau-nés. Ce que l'on peut affirmer, c'est qu'il ne s'agit pas d'une infection mixte ou d'une maladie surajoutée à celle provoquée par les vibrions.

A côté des microbes favorisants, il existe des microbes empêchants. Témoins les lapins, dont la réceptivité vis-à-vis du choléra est en raison inverse de la richesse de leur flore intestinale.

Un autre exemple, non moins probant, est fourni par les cobayes. De tous les animaux de laboratoire, ce sont les plus sensibles aux vibrions cholériques, à la condition que l'inoculation soit pratiquée par la voie péritonéale. Mais, dès que l'on s'adresse à la voie buccale, le cobaye se montre même beaucoup plus résistant que le lapin.

Comme nous l'avons déjà fait remarquer, le jeune cobaye, dès le premier ou le second jour de sa vie, cherche à s'émanciper de la tutelle maternelle ; il enrichit sa flore intestinale ; sa sensibilité vis-à-vis du vibrion cholérique s'en émousse d'autant, ce qui fait qu'il résiste assez aux tentatives de reproduction du

choléra *per os*. Metchnikoff n'a réussi à vaincre cette
résistance qu'en recourant à l'action combinée des
vibrions et de trois microbes favorisants.

Sur 19 cobayes nouveau-nés ainsi traités, 13 seulement contractèrent le choléra asiatique. Cette maladie
est d'ailleurs moins typique chez le cobaye que chez
le lapin, la diarrhée faisant souvent défaut. L'animal
n'a comme symptôme que de la faiblesse, accompagnée d'un abaissement de la température ; son poil se
hérisse ; les parties dénudées du corps deviennent
cyanosées : l'agonie est longue. A l'autopsie, les lésions
intestinales sont moins accusées que chez les lapins.
La généralisation de l'infection, par contre, s'observe
assez fréquemment.

Les exemples que nous venons de citer montrent
combien le rôle des microbes associés est important dans le choléra. Ce sont eux qui commandent
l'immunité chez les animaux d'un certain âge et la
réceptivité chez les nouveau-nés. Ce sont eux qui font
que le cobaye nouveau-né est plus résistant au choléra
que le lapin de même âge. C'est encore par eux que
s'expliquent, d'après Metchnikoff, certaines particula-
rités épidémiologiques, restées jusque-là obscures.

Ainsi, les épidémies de choléra n'offrent pas toutes le
même degré de gravité : à côté des épidémies prenant
rapidement de l'extension, on assiste ailleurs, à la
même époque, à de petits foyers s'éteignant d'eux-
mêmes. Autre fait : il y a des localités que le choléra a
l'habitude d'épargner, on ne sait pas pourquoi.
D'autre part, on signale des localités irriguées par des

rivières renfermant des vibrions cholériques authen-
tiques, sans qu'il s'ensuive la moindre épidémie. On
se souvient qu'en 1893, la Seine charriait des quantités considérables de vibrions cholériques et des
vibrions bien virulents. Or, sur toute l'étendue de son
parcours il ne fut signalé aucun cas de choléra.

Tous ces faits, paradoxaux au premier abord, ces-
sent de l'être à la lumière des expériences de Metchnikoff. Suivant que le canal intestinal des habitants
renferme ou ne renferme pas de microbes favorisants,
les vibrions, qui y pénètrent, trouvent un milieu propice ou un milieu empêchant. De là l'extension si
variable des épidémies ; de là l'immunité dont jouissent certaines localités : de là l'absence des épidémies
malgré la présence des vibrions.

C. — *Choléra infantile*

Tandis que les pédiatres de tous les pays déclaraient
en chœur que la diarrhée verte est une affection
constitutionnelle, Metchnikoff soutenait, un contre
tous, que c'est une maladie infectieuse. Pendant que
les cliniciens les plus autorisés invoquaient, pour
expliquer les épidémies, l'alimentation et la chaleur
de l'été, Metchnikoff en accusait uniquement les microbes et le Proteus, d'une façon toute particulière.

La question d'étiologie, importante en elle-même,
l'est surtout en raison des conséquences pratiques
qu'elle comporte. On sait combien cette maladie est

meurtrière : elle fait périr les enfants par milliers. Or, la question du traitement, ainsi que les mesures prophylactiques à prendre, individuelles ou générales, sont subordonnées à celle de savoir quel est l'agent qui détermine la maladie.

On comprend pourquoi pendant de longues années Metchnikoff s'est acharné à mettre ce problème au clair. Il y était incité autant par les ravages de la maladie, que par sa localisation intestinale.

Il s'agissait d'établir si la diarrhée verte est susceptible d'être transmise expérimentalement, si l'on est en présence d'une maladie qui peut « se communiquer ». Metchnikoff s'adressa, pour le savoir, à son animal favori, le chimpanzé. Toute une série d'expériences a été faite. En voici une.

Un jeune chimpanzé, en parfait état de santé, présentant par conséquent des selles normales, reçoit *per os* des matières diarrhéiques vertes d'un nourrisson malade. Le lendemain, les selles du chimpanzé, jusque-là solides, deviennent molles. Trois jours après, elles sont déjà franchement diarrhéiques. Avec le temps elles prennent une teinte verdâtre, de plus en plus caractéristique. Cette diarrhée dure pendant deux semaines. L'animal refuse la nourriture. Ses forces déclinent. Il meurt au bout de vingt-trois jours.

Sur huit anthropoïdes contaminés dans ces conditions, six ont présenté des troubles caractéristiques.

La démonstration de la nature infectieuse du choléra infantile a donc été faite. Comme la nourriture des chimpanzés, composée de bananes et de pain, était pendant l'expérience la même que d'habitude : comme, d'autre part, l'expérience réussit aussi bien en hiver qu'en été, il est clair que les deux causes essentielles, invoquées par les cliniciens — les écarts de régime et les chaleurs — ne sauraient être prises en sérieuse considération.

Les singes inférieurs, macaques et cynocéphales, se sont montrés, dans les expériences de Metchnikoff, réfractaires à la diarrhée expérimentale.

Il en fut tout autrement en ce qui concerne les lapins.

Edifié par les recherches sur le choléra asiatique, dont il a été question précédemment, Metchnikoff choisit comme objet d'études des lapins à la mamelle.

A six lapins nouveau-nés d'une nichée, âgés d'un peu plus de deux jours, il a introduit par la bouche des matières d'un nourrisson atteint de diarrhée verte mortelle. Cinq jours plus tard, tous les lapins ont été pris de diarrhée. Sur les six, trois sont morts ; un a été longtemps malade, puis s'est rétabli ; deux ont guéri après quelques jours.

La même expérience fut répétée sur six nichées différentes : cinq donnèrent des résultats positifs et concordants.

Le symptôme principal chez les petits lapins dans le choléra infantile, aussi bien que dans le choléra asiatique, est la diarrhée. Dans les deux maladies, il faut compter avec la sensibilité individuelle, alors même qu'il s'agit de petits appartenant à la même mère : certains contractent le choléra mortel ; d'autres — dans la même nichée — demeurent complètement réfractaires. D'une manière générale, le virus du choléra infantile parait affecter les petits lapins moins fortement que le vibrion du choléra asiatique.

A l'autopsie, dans les deux cas, les lésions sont d'une ressemblance frappante.

On peut donc transmettre le choléra infantile à des chimpanzés et à de petits lapins : le fait est hors de doute. En admettant que l'alimentation et la saison puissent influer sur les caractères de l'épidémie, il n'en est pas moins établi aujourd'hui par Metchnikoff que le choléra infantile est une maladie dont la nature infectieuse ne saurait plus être contestée.

Ceci posé, quel est l'agent infectieux ?

En examinant les selles des nourrissons, Metchnikoff a été frappé de la fréquence avec laquelle on y rencontre le *Proteus*. Sur 218 cas de diarrhée verte, sa présence fut constatée par lui 204 fois. Metchnikoff a remarqué que chez les nourrissons normaux, bien soignés, ce microbe ne se trouve généralement pas dans les selles.

Il en est de même chez les chimpanzés. L'examen des selles, avant l'expérience, montre surtout des bacilles prenant le Gram, un petit nombre de microbes Grammnégatifs — *B. coli* et *B. lactis aerogenes* — et une absence complète de *Proteus*. Or, l'examen des selles chez le même animal, lorsqu'il est en proie au choléra infantile, révèle une flore toute autre : très peu de bacilles Grammnégatifs et, par contre, un très grand nombre de Grampositifs parmi lesquels le *Proteus* occupe une place importante.

L'autopsie révèle le *Proteus* en abondance dans le contenu du jéjunum, de l'iléum et du cæcum.

Il en est de même chez les lapins nouveau-nés. Ceux d'entre eux qui contractent le choléra intestinal, renferment dans le contenu intestinal une quantité considérable de *Proteus*.

L'ensemble de ces faits porte à conclure que, selon toute vraisemblance, le *Proteus vulgaris* est l'agent pathogène du choléra infantile.

Si cette conclusion est exacte, on doit pouvoir reproduire à volonté le choléra, en faisant avaler aux animaux réceptifs des cultures pures de ce microbe.

L'expérience montre que le chimpanzé et le lapin à la mamelle réagissent, en effet, d'une façon spécifique à l'ingestion des cultures de *Proteus*.

Un jeune chimpanzé, bien portant, reçoit à deux reprises *per os* des cultures pures isolées dans un cas de choléra infantile. Quatre jours après, le chimpanzé tombe malade, sans cependant présenter de diarrhée ; puis, rapidement il entre en agonie. Sa température descend à 35° et il meurt.

A l'autopsie : l'intestin grêle, congestionné, renferme un liquide muqueux jaunâtre avec grumeaux ; le cæcum est rempli d'une masse semi-liquide, couleur jaune ocre ; le côlon contient des matières molles de même couleur. Bref, le tableau est celui du choléra asiatique sec. A l'examen bactériologique, on retrouve le *Proteus* dans toute l'étendue du canal intestinal.

Les petits lapins à la mamelle, auxquels on fait avaler des cultures pures de *Proteus*, en meurent le plus souvent : sur 37 il en est mort 22 ; mais, à l'autopsie, on est un peu surpris de ne constater rien autre que l'hyperémie de l'intestin grêle.

Comment interpréter ces expériences ? On ne saurait, certes, nier que les chimpanzés et les lapins nouveaunés accusent une réceptivité très grande vis-à-vis du *Proteus* introduit par la bouche. Il n'en est pas moins vrai que les symptômes que ce microbe provoque chez les animaux, lorsqu'il est administré seul, ne sont pas tout à fait pareils à ceux que l'on observe à la suite de l'ingestion de matières diarrhéiques provenant des malades.

Faut-il en inférer que la maladie expérimentale est plus caractéristique, quand le *Proteus* se trouve associé à d'autres microbes ?

Cette idée n'a rien d'invraisemblable, surtout après ce que nous savons aujourd'hui sur le rôle des microbes favorisants dans le choléra asiatique.

Metchnikoff fit ingérer, en effet, à douze lapins, provenant de deux nichées, âgés de deux à quatre jours, des cultures de *Proteus*, mélangées aux cultures de *Bacillus Welchii* (Perfringens). Au bout de quelque temps, tous les lapins présentèrent des signes typiques : diarrhée, hyperémie de l'intestin grêle, dilatation du cæcum ; dans d'autres nichées, les troubles furent moins accusés. Tous les lapins finirent par succomber. Ils présentèrent, à l'autopsie, des lésions beaucoup plus caractéristiques que dans les cas d'ingestion des cultures pures de *Proteus*. Ajoutons que le Perfringens, administré seul aux jeunes lapins, ne détermine aucun trouble.

L'analogie du choléra infantile avec le choléra asiatique se poursuit sur plus d'un point : dans le choléra asiatique, l'agent pathogène, qui est le vibrion de Koch, est secondé dans son action par des microbes favorisants. Dans le choléra infantile, l'agent pathogène principal, le *Proteus*, a besoin également du concours de certains microbes, en particulier du bacille de Welch.

Dans le choléra infantile, comme dans le choléra asiatique, le problème d'épidémiologie est dominé, d'après Metchnikoff, par deux facteurs : les porteurs de germes et les mouches.

Le *Proteus* est très répandu dans le monde extérieur. Chez l'Homme, on le trouve dans 30 0/0 de selles normales et dans 70 0/0 de selles diarrhéiques. D'après les recherches faites au laboratoire de Metchnikoff, ce microbe est très fréquent dans le crottin de cheval et dans la terre de jardin. Les mouches, en se posant sur les excréments, puis, sur les produits alimentaires, constituent des porteurs de germes, dangereux surtout pendant la saison chaude, lorsque leur nombre est particulièrement élevé.

La prophylaxie du choléra infantile est donc, d'après Metchnikoff, simple : elle doit viser à la suppression du fumier, à l'entretien méticuleux des rues et des maisons, et à la destruction des mouches.

D. — *Fièvre typhoïde*

Il a été déjà remarqué dans le chapitre précédent, que la fièvre typhoïde occupe, d'après Metchnikoff, le premier rang parmi les affections susceptibles de provoquer la sclérose des organes.

Pour entreprendre une lutte rationnelle contre la fièvre typhoïde, il a fallu découvrir l'animal capable de servir de réactif spécifique de la maladie. Ce ne pouvait pas être le cobaye, pourtant si communément employé. Cet animal, très sensible au virus typhique injecté dans le péritoine, est tout à fait réfractaire à l'infection par la bouche, la seule voie cependant qui permette de faire un rapprochement entre la maladie expérimentale et celle de l'homme.

De tous les animaux de laboratoire, seuls les anthropoïdes se laissent infecter par la voie buccale et offrent un syndrome très ressemblant à celui de la dothiénenterie humaine.

Metchnikoff commença ses expériences sur les chimpanzés en leur administrant *per os*, non pas des cultures, mais des matières fécales typhiques. Ce ne fut pas sans raison. Que, chez l'homme, la contamination se fasse par contact, on ne le savait que trop bien, d'où la certitude que le virus spécifique est contenu dans les matières. Quant à affirmer que ce virus est constitué principalement ou uniquement par le bacille d'Eberth, c'était moins sûr.

L'histoire du microbe du hog-choléra était encore

trop présente à l'esprit pour que l'on fût tenu de rester sur la réserve. N'est-ce donc pas pendant des années que l'on a vécu sur une erreur, en prenant pour l'agent du hog-choléra un coccobacille du groupe paratyphique ? Puis, un beau jour, on apprit que le véritable agent de cette maladie est un microbe invisible, filtrant, et que le coccobacille n'est qu'un vulgaire commensal.

Vu certains côtés obscurs de l'histoire de la fièvre typhoïde, il n'était pas impossible qu'il en fût de même dans cette maladie.

Voici pourquoi la première expérience de Metchnikoff, ayant pour objet la reproduction de la typhoïde expérimentale, a eu pour point de départ le virus contenu dans les matières d'une personne atteinte de fièvre typhoïde.

L'ingestion de ces matières par un chimpanzé ne donna d'abord lieu à aucun trouble apparent. Une semaine environ se passa avant qu'apparurent les premiers symptômes de la maladie. Ils s'annoncèrent par une ascension thermique, croissant de jour en jour. La température atteint et dépassa 40°. Pendant plusieurs jours la fièvre persista avec des rémissions matinales, d'ailleurs minimes. Après cette période d'état, la fièvre se mit à décroître progressivement. Trois jours après, elle redevint normale et l'animal entra rapidement en convalescence.

Pendant toute la durée de la période fébrile, les hémocultures furent constamment positives. Le sérum du chimpanzé, dont le taux d'agglutination est nul normalement, agglutina le bacille d'Eberth à 1/50-1/400 pendant la maladie.

L'analogie avec la fièvre typhoïde de l'homme, surtout avec celle de l'enfant, fut donc frappante.

Il restait à voir si, dans les matières virulentes, l'agent spécifique est représenté par les bacilles d'Eberth ou par un agent encore inconnu, invisible.

Des matières typhiques virulentes ont été à cet effet filtrées sur bougie, puis administrées à deux chimpanzés par la bouche, à deux reprises différentes, à plusieurs jours d'intervalle.

Aucun des deux chimpanzés n'a pris la maladie.

Par contre, des chimpanzés auxquels on a fait ingérer des cultures d'Eberth pures présentèrent, après une incubation de quatre à huit jours, le même tableau clinique qu'à la suite d'ingestion des matières typhiques.

La question relative au rôle pathogène du bacille d'Eberth fut de la sorte définitivement jugée.

Sur quinze chimpanzés et un gibbon, inoculés *per os*, tantôt avec des matières mélangées à des bacilles typhiques, tantôt avec des cultures pures de bacilles, ce fut seulement dans un cas que la maladie ne se développa pas.

Les animaux infectés guérissent dans la majorité des cas de leur fièvre typhoïde. Lorsqu'ils en meurent, on trouve les bacilles d'Eberth dans le foie, dans la rate et dans les ganglions lymphatiques, à l'état de culture pure. Les plaques de Peyer sont fortement hypertrophiées et hyperémiées, surtout au niveau de la valvule iléo-cæcale.

Il résulte donc de ce qui précède, que non seulement le bacille d'Eberth est l'agent spécifique de la maladie, mais que, donné par la bouche, il fait contracter au chimpanzé la typhoïde, se caractérisant par une période d'incubation, par une fièvre continue, par une séroréaction et une hémoculture positives, et par des lésions anatomiques des plus typiques.

On pouvait se demander si le virus humain, après avoir passé par le chimpanzé, ne donnerait pas ensuite facilement la maladie aux singes inférieurs et même aux rongeurs de laboratoire.

Les expériences ont porté sur plus de cinquante singes de différentes espèces (*Macacus cynomolgus*, *M. rhesus*, *Cynocephalus*, *Cynopithecus*) et sur un grand nombre de cobayes et de lapins, adultes et nouveau-nés.

Pour favoriser l'éclosion de la maladie chez ces animaux, on leur administrait le virus typhique *larga manu* : on leur frottait les gencives avec un pinceau imbibé de cultures typhiques et de selles ; on leur introduisait dans la bouche des cultures mélangées avec du verre pilé ; on les infectait avec des bacilles cultivés pendant des mois dans du bouillon préparé avec les organes de singe. Rien n'y fit. Aucun des animaux ne contracta la fièvre typhoïde.

Seuls les anthropoïdes accusent donc une vraie réceptivité à l'égard du virus typhique.

C'est aussi aux chimpanzés que Metchnikoff jugea rationnel de s'adresser pour se rendre compte de la valeur des différentes préparations vaccinales que l'on emploie contre la fièvre typhoïde. Les premiers vaccins essayés étaient ceux qui sont les plus couramment employés : cultures tuées et autolysats de cultures vivantes.

Sans entrer dans les détails de ces expériences, disons que la vaccination par la voie sous-cutanée, au moyen des préparations indiquées, à deux et trois reprises différentes, n'a pas empêché les chimpanzés de contracter la fièvre typhoïde classique.

Ajoutons que la vaccination par la voie buccale, au moyen de cultures de bacilles typhiques tués, a également échoué.

Devant ces résultats négatifs, Metchnikoff en était même à se demander si, d'une façon générale, le chimpanzé se prêtait à la vaccination.

Le hasard d'une expérience s'est chargé de l'édifier à cet égard et d'une façon très heureuse.

Un des problèmes à résoudre au cours de ces recherches était celui-ci : pouvait-on, par une inoculation sous-cutanée du virus typhique, provoquer chez le chimpanzé une maladie semblable à celle que l'on donne par la voie digestive ?

L'expérience faite dans cet ordre d'idées a répondu par la négative.

Quelque temps après, Metchnikoff eut l'idée d'utiliser l'animal qui avait servi à cette expérience. Il lui administra par la bouche, ainsi qu'à un autre chimpanzé témoin, du virus typhique. À son grand étonnement, le chimpanzé, autrefois injecté avec des bacilles d'Eberth vivants sous la peau, ne manifesta aucune réaction, tandis que le témoin, infecté en même temps, et dans les mêmes conditions, contracta la fièvre typhoïde typique.

Donc, la vaccination antityphique chez le chimpanzé est possible ; seulement, pour être efficace, elle doit être faite avec des bacilles vivants.

Si un pareil vaccin réussit chez le chimpanzé, ce n'est pas une raison de l'utiliser chez l'homme : on ne peut guère infliger à l'homme une forte réaction locale et générale que comporte l'injection de bacilles vivants.

Pour parer à ces inconvénients, Metchnikoff eut l'idée de recourir au vaccin sensibilisé.

Les expériences faites sur cinq chimpanzés ont montré que l'injection de vaccin vivant sensibilisé est suivie d'une réaction locale et générale très faible. Après deux injections faites à huit jours d'intervalle, les chimpanzés acquièrent une immunité antityphique des plus solides.

On a beau faire ingérer aux chimpanzés dans la suite du virus typhique en abondance, sous forme de cultures ou de matières virulentes, ils demeurent réfractaires à la maladie. Les chimpanzés témoins, contaminés dans les mêmes conditions, prennent la fièvre typhoïde.

L'emploi du vaccin vivant, bien que sensibilisé, ne fut pas sans soulever une forte opposition. Une des objections les plus graves fut celle-ci : le jour où l'on aurait l'audace d'en injecter à des hommes, on ne manquerait pas d'en faire des porteurs chroniques de bacilles, sans parler des morts par typhoïde expérimentale, que l'on aurait à se reprocher.

Ces griefs, avec lesquels il fallait compter à l'époque, ne sont plus valables maintenant : des milliers de personnes ont été injectés avec du virus-vaccin sensibilisé vivant, sans aucun inconvénient. Faisons remarquer toutefois qu'au début, Metchnikoff a eu soin de s'assurer jusqu'à quel point les critiques, concernant surtout la transformation des vaccinés en porteurs de germes, étaient justifiées. Aussi a-t-il fait procéder, dans son laboratoire, à des examens répétés du sang, des selles et des urines chez les vaccinés, jusque pendant six mois après la vaccination. Jamais, chez aucun d'eux, il n'a été constaté la moindre trace de bacille typhique vivant.

On peut donc affirmer aujourd'hui, en s'appuyant sur les expériences chez les chimpanzés et sur les observations chez l'homme, que les bacilles typhiques vivants sensibilisés sont absolument inoffensifs pour l'homme et possèdent un pouvoir vaccinant incontestable.

CHAPITRE VI

PHILOSOPHIE

Où allons-nous ? Promesse de vie future. Philosophie pessimiste. — Origine de l'homme. Son anéantissement intégral sur terre. Vieillesse pathologique. — Etude de la vieillesse conduit Metchnikoff à une conception optimiste de la vie. Vieillesse normale aboutissant à l'instinct naturel de la mort. Moyen de réaliser le cycle normal de la vie. Conséquences philosophiques et morales. But de la vie. Religion de la science.

Où allons-nous ? Qu'est-ce qui nous attend au bout de tous les efforts dont est tissée la vie humaine ? Est-il juste que, au moment où le besoin de vivre est plus fort que jamais, nous soyons fauchés insidieusement par la maladie ou par la vieillesse ?

Telles sont les questions qui de tous temps ont préoccupé l'humanité. Trop pressantes, elles ne purent être laissées longtemps sans réponse. Aussi des solutions furent-elles formulées de divers côtés. Des religions et des systèmes philosophiques rivalisèrent entre eux : c'est à qui trouverait la formule qui satisferait le mieux l'esprit.

La promesse d'une vie future est la plus ingénieuse invention en l'espèce, car tout en répondant aux besoins naturels de continuer quelque part la vie interrompue, elle offre l'avantage de n'admettre, en vertu de son essence mystique, ni discussion, ni contrôle. Elle a réussi, en effet, si bien que, pendant des siècles, la foi dans la vie d'outre-tombe a suffi pour prévenir toute velléité de révolte contre la destinée.

Cependant, la foi aveugle ne saurait résister longtemps aux progrès des connaissances scientifiques. Envahis par le doute, ceux qui n'ont pas pu s'accommoder de l'idéal de la religion, essayèrent de chercher ailleurs. Ne se fiant plus aux promesses d'un au-delà, ils aspirèrent à une solution immédiate, à courte échéance, sur cette terre. Ces recherches restèrent vaines. Les philosophes ne purent découvrir dans la vie humaine rien qui vaille la peine de la mener jusqu'au bout. C'est alors que certains d'entre eux engagèrent l'humanité à en finir avec la vie, à disparaître de propos délibéré.

Cette philosophie pessimiste n'eut pas beaucoup d'adeptes. L'envie de vivre est si puissante que l'homme préfère une existence morne, sans issue, sans but précis, plutôt que l'anéantissement.

Le besoin de savoir « d'où nous venons » et surtout « où nous allons » continue cependant de plus en plus à préoccuper l'humanité pensante.

À la question — d'où nous venons ? — Metchnikoff répond avec sa franchise rude de naturaliste. L'homme est-il un être à part, fait à l'image de Dieu, animé d'un souffle divin ? Détrompons-nous !

La science, suivant Metchnikoff, ne tolère pas de pareilles présomptions. Elle nous enseigne que l'homme n'est « qu'une sorte d'avorton de singe ». Ce singe, ajoute-t-il, est doué d'une vive intelligence et susceptible de grands perfectionnements.

Mais cette question d'origine n'a qu'un intérêt rétrospectif : elle pâlit devant cette autre, infiniment plus troublante, à savoir : où allons-nous ? Quelle est notre destinée ? Quel doit être notre but ?

Est-ce que l'homme en mourant disparaît complètement ou bien ne fait-il que commencer une nouvelle vie qui cette fois va être interminable ?

Metchnikoff ne se fait à ce sujet aucune illusion. Il remarque que, le long de l'échelle zoologique, seuls les êtres très inférieurs jouissent du privilège de l'immortalité : ils se renouvellent, comme on le sait, d'une façon ininterrompue, par division ou par régénération complète. Quant aux autres animaux, et l'homme en particulier, l'immortalité est inconnue pour eux. De même, l'âme consciente ne saurait prétendre à une vie éternelle, « la conscience étant fonction de notre corps ».

Donc, en mourant, nous disparaissons intégralement, âme et corps. Cet anéantissement sans appel a ceci de tragique qu'il s'accomplit alors que nous nous cramponnons de toutes nos forces à la vie. Au moment du départ définitif, nous sommes bien loin de ressentir cet instinct naturel de la mort qui la rendrait souhaitable comme l'est le sommeil après une journée de labeur.

L'instinct de la mort se trouve, cependant, d'après

Metchnikoff, à l'état latent dans la profondeur de la nature humaine. Bien qu'endormi pendant une longue période, cet instinct ne doit pas être atrophié : on pourra probablement le faire ressortir quand l'homme sera en mesure de parcourir le cycle normal de vie, sans être interrompu ni par la maladie, ni par la vieillesse.

Ce qui rend particulièrement pénible la mort, c'est que non seulement nous sommes privés des ressources de cet instinct pour adoucir nos derniers moments, mais, de plus, nous ne franchissons pas le seuil de la vie d'un seul bond. Pour passer de vie physiologique à trépas, l'homme a à monter tout un calvaire de déchéances progressives dont l'ensemble constitue la maladie ou, ce qui revient au même, la vieillesse.

Ce qui rend la fin de la vie si dramatique, c'est cette décrépitude physiologique et intellectuelle que l'on doit subir, en guise de couronnement de toute une existence active.

On conçoit que l'esprit ne se résigne pas à accepter une telle fin. La vieillesse sombrant dans cette faillite générale est une des plus cruelles désharmonies de la nature humaine. On connaît d'autres désharmonies : Metchnikoff s'étend longuement sur ce sujet. Il en cite de nombreux exemples empruntés aux règnes animal et végétal, que l'homme essaie de corriger, dans la mesure du possible. Seule paraît irréparable la désharmonie qui caractérise la fin de la vie humaine. Telle est l'impasse dans laquelle se voient acculés ceux qui refusent le secours de la foi religieuse.

Mais voici que vient poindre, à l'horizon de la philosophie, une nouvelle conception de la vie, appelée à modifier nos idées les plus profondément ancrées. Ce que Bacon a fait, il y a quelques centaines d'années pour les sciences en général, en proclamant la nécessité d'études méthodiques, Metchnikoff veut le tenter pour la doctrine philosophique et, en particulier, pour l'étude de la vieillesse.

Comme nous l'avons vu, Metchnikoff a montré que les problèmes les plus abstraits peuvent être éclairés par les méthodes rigoureuses du laboratoire.

Si la perspective de la vieillesse, telle qu'elle se présente de nos jours, nous rebute, nous fait maudire la vie et nous plonge dans le pire des pessimismes, c'est que nous prenons pour la vieillesse ce qui n'en est qu'une contrefaçon. La vraie vieillesse, exempte des complications pathologiques, est rare à l'heure actuelle. Ceux qui accomplissent le cycle complet de la vie sont exceptionnels, car les vieux d'aujourd'hui ont à payer leur tribut aux suites néfastes d'une longue intoxication intestinale.

Lorsque, par des moyens appropriés, on aura débarrassé l'homme de tous les facteurs sclérogènes, il pourra s'acheminer vers une vieillesse saine et très avancée. Arrivé ainsi au terme de l'existence, loin d'être effrayé par la perspective de la mort, il la recherchera.

L'homme perdra petit à petit l'instinct de la vie ; il appellera même la mort, comme il aspire au repos, sa journée terminée.

L'instinct naturel de la mort n'est pas imaginé pour les besoins de la cause. Il est réel : il existe dans le monde animal. On en trouve un exemple frappant chez les insectes, ces animaux doués d'une organisation parfaite et d'une vie psychique si élevée. Chez les Éphémères, notamment, toute l'organisation prouve que nous assistons à la mort naturelle.

Pourquoi donc cet instinct, qui se trouve déjà réalisé dans la nature, serait-il impossible chez l'homme ?

Telle est l'idée mère de la doctrine philosophique de Metchnikoff. Elle repose sur un certain nombre de faits précis.

Metchnikoff n'est pas un homme à planer longtemps dans les sphères métaphysiques. Il ne se sent en sécurité que lorsqu'il est sur le terrain solide de l'expérience. Chez lui, le philosophe cède, à la première occasion, la place à l'homme de laboratoire : c'est, en effet, par les recherches expérimentales, c'est par les constatations faites au microscope — que Metchnikoff maniait, soit dit en passant, avec une maîtrise incomparable — qu'il fut conduit à sa conception de la vieillesse et de là à celle de la philosophie optimiste.

Comme il résulte de l'exposé fait au chapitre sur la Sénescence, Metchnikoff a mis au clair la pathogénie de la vieillesse d'aujourd'hui, c'est-à-dire morbide. La conduite du thérapeute est dès lors toute tracée : elle consiste à protéger l'homme contre les maladies infectieuses et à le libérer de l'emprise des microbes intestinaux. Abrité contre les infections et les intoxications, aidé de l'instinct de la mort, l'homme n'envisagera plus la vie comme un fardeau, car il sera certain de vivre sans souffrir et de mourir sans regret.

Ce n'est cependant pas tout.

Ne redoutant plus la vieillesse avec son triste cortège de déchéances, l'homme ne connaîtra plus les affres du pessimisme et de l'existence sans but. Le but, c'est l'accomplissement du cycle normal de la vie. Pour y arriver, les hommes devront se prêter une aide mutuelle. Cette solidarité ne laissera plus place aux sentiments d'égoïsme qui règnent aujourd'hui. Les vieillards de l'avenir, qui auront conservé toutes leurs facultés grâce à l'intégrité de leurs organes, sauront rendre par leur expérience les plus grands services.

Certes, ni la génération actuelle, ni celle qui nous suivra, ne connaîtront encore la vieillesse physiologique, ni la mort naturelle, mais elles trouveront une satisfaction dans l'idée qu'elles sont sur le chemin qui conduit au but, et que chaque nouvelle génération s'en approchera davantage.

Pour réaliser ce but, notre premier soin doit être de combattre les désharmonies qui vicient l'évolution normale de l'homme.

L'homme descend de l'animal. Sa nature est donc pétrie de bons et de mauvais attributs, qui lui sont légués par ses ancêtres. Comme la nature humaine est perfectible, on doit élaguer tout ce qui, dans cet héritage animal, n'est pas à l'avantage de l'homme, et y apporter des correctifs nécessaires.

Or, pour modifier la nature humaine, pour l'épurer de ces désharmonies, source des misères physiologiques et morales, les hommes n'ont qu'à se rallier sous la bannière de la Science. Avec ses ressources inépuisables, elle seule est à même de nous préparer une vie meilleure. Hors la science, point de salut. Metchnikoff convie donc l'humanité, dans un élan de ferveur communicative d'apôtre, à communier dans le culte du travail scientifique.

« Si un idéal capable de réunir les hommes dans une sorte de religion de l'avenir est possible », dit-il, « il ne peut être basé que sur des principes scientifiques. Et s'il est vrai, comme on l'affirme, qu'il est impossible de vivre sans foi, celle-ci ne pourra être que la foi dans la puissance de la science ».

TABLE DES MATIÈRES

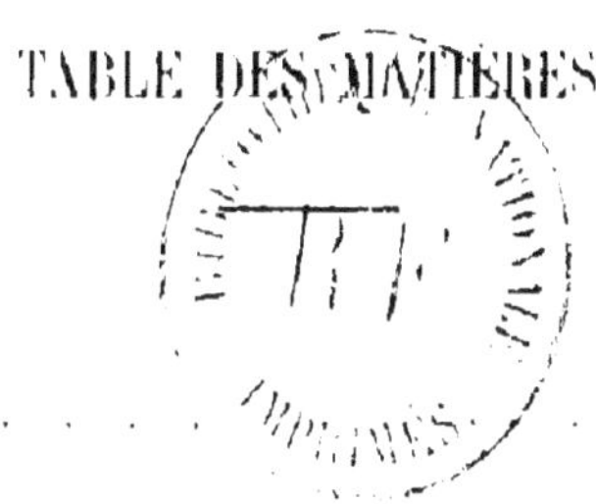

INTRODUCTION

CHAPITRE I

EMBRYOGÉNIE

CHAPITRE II

INFLAMMATION

CHAPITRE III

IMMUNITÉ

CHAPITRE IV

SÉNESCENCE

CHAPITRE V

PATHOLOGIE

CHAPITRE VI

PHILOSOPHIE

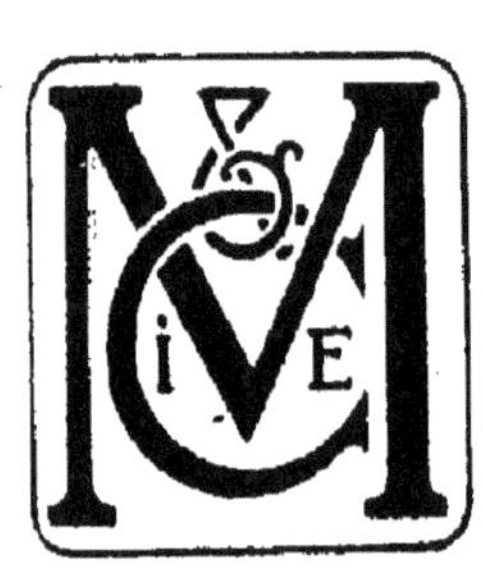